生まれる

発生生物学から見る
胎児の世界

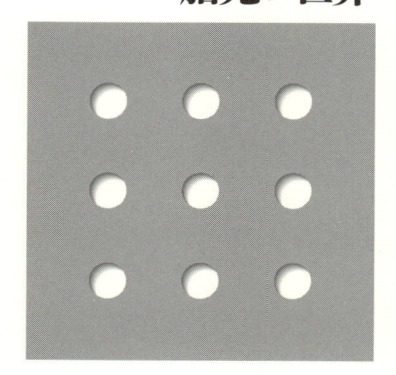

行動科学ブックレット 5

日本行動科学学会 編
杉岡幸三 著

二瓶社

目　次

第1章　生まれるとは？ ……………………………………… 5
　第1節　前成説 ……………………………………………… 7
　第2節　卵子と精子の出会い ……………………………… 11
第2章　受精から誕生まで …………………………………… 14
　第1節　卵子 ………………………………………………… 14
　　1）胎児の時から卵子は作られる ……………………… 14
　　2）卵子の成熟と排卵 …………………………………… 16
　第2節　精子 ………………………………………………… 20
　　1）父親のDNA …………………………………………… 20
　　2）どのようにして卵子に向かうのか？ ……………… 22
　　3）卵子にたどり着く長い道のり ……………………… 24
　第3節　妊娠齢と受精齢 …………………………………… 26
　第4節　受精　──生命体の誕生── ……………………… 28
　第5節　桑実胚 ……………………………………………… 32
　第6節　着床 ………………………………………………… 33
　第7節　胚葉の形成と分化 ………………………………… 34
　第8節　胚子から胎児へ …………………………………… 36
　第9節　胎児から赤ちゃんへ ……………………………… 39
　第10節　胎児の脳の発達　──とくに聴覚の発達と胎教── … 40
　　1）胎児の聴覚 …………………………………………… 43
　　2）胎教とモーツアルト ………………………………… 44
　第11節　胎盤　──母親と胎児をつなぐ生命維持装置── …… 45
　第12節　羊水と羊膜 ………………………………………… 48
　第13節　誕生、その瞬間 …………………………………… 49
第3章　遺伝とゲノム ………………………………………… 54
　第1節　遺伝子 ……………………………………………… 54
　第2節　ヒトのゲノムの不思議　──不要なものが必要？── … 57
第4章　誕生の奥に潜むもの ………………………………… 58
　第1節　外的環境 …………………………………………… 58
　第2節　行動催奇形性をもたらす環境物質 ……………… 62
　　1）アルコールの行動催奇形性 ………………………… 63
　　2）タバコの行動催奇形性 ……………………………… 63
　　3）金属の行動催奇形性 ………………………………… 64

参考文献 ……………………………………………………………… 67

表紙・扉　装幀　森本良成

第1章　生まれるとは？

　いつも愛用している国語辞典である「新明解国語辞典」（三省堂、1998年）の「生まれる」をひくと、「生まれる　1．動物の子が母体や卵から離れ出て、個体としての生命活動が始まるようになる。2．それまで無かったものが作り出される」と記載されている。前者は、生物学的解釈、後者はそれ以外の解釈を記載したものであろうと、推察される。
　「生まれる」というタイトルの本の執筆依頼を受けたとき、私は実ははたと困った。この本は、心理学系の様々な問題をブックレットという形で出版するという企画の中の一冊である。はたして、「生まれる」は心理学の中でどのように位置づけられて記載されるべきか、という最も基礎となる観点がわからないのである。それで仕方なく、上記のように、まず、国語辞典をひろげてみたのである。しかし、予想に反して、たった2行しか書かれていないことに正直驚いた。この2つの解釈のいずれも、この本の基点にはならない、ということだけがわかった。
　「生まれた」あと（生後）ならば、心理学的観点からいくらでも書けそうな気はする。しかし、おそらく、「生まれた」あとの子どもの世界や子どもを取り巻く環境や社会についての心理学的観点からのブックレットは、別の専門家が執筆するだろうと思われる。そのようなことから色々と悩んだ末に、「生まれる」ということは新しい生命の誕生である、という観点に立ち、「受精」の瞬間こそ、新しい生命の誕生の瞬間である、という考えに思いいたった。
　この考え方は、しかし、先の「新明解国語辞典」の解釈とは異なる。「新

明解国語辞典」には、生まれるとは、「動物の子が母体や卵から離れ出て……」と記載されている。「離れ出て」とはいったい何を意味するのだろう。普通に考えれば、（胎内で今まで共存していた）子どもと母体とが切り離れた、その瞬間をもって「生まれた」とする、と読み取られる。このように解釈すれば、「生まれた」瞬間とは分娩したあと臍の緒（臍帯）を切った瞬間、すなわち、子どもと母体とが物理的に切り離された瞬間ということになる。なにも、揚げ足取りをするわけではないが、やはり、この記載には無理があると思う。

　私は、別にカソリック信者ではないが、やはり、生命の誕生は受精の瞬間である、と考える。この意味では、受精卵がひとつの生命体（すなわちヒトそのもの）である、ということになる。生物学の分野からみても、その考え方に異論を唱える人は少ないだろうと思う。ついでではあるが、日本の文部科学省の指針では「受精卵は人の生命の萌芽」と記載されている。さすが役人らしい、見事な曖昧語である。さらに付け加えれば、受精卵を生み出す精子や卵子は、「ヒト」なのか、そうではない「モノ」なのか、という疑問もある。一般的には「モノ」と考える立場の方が大勢を占めているが、私は「半ヒト」と考えている。

　この本が心理学系のブックレットのうちの一冊である、ということは重々承知しているが、これらのことから、この本では、精子と卵子が受精し、そして胎児が母親の胎内ですくすくと育ち、そしてこの世に生まれ出るまでの様々なドラマチックな出来事について、発生生物学の見地から記載することとした。私たちがこの世に生を受けて生まれて出てくるまでに、いったいどのようなことが自分の周りや自分自身に起こっているのかを知ると、改めて本当に「命の大切さ」がわかってくる、と私は信じている。

第1節　前成説

　普通に勉強した現在の小学生の高学年以上の人ならだれもが知っているように、男性の精子と女性の卵子が結合すること、すなわち受精することによって、父でもない、母でもない、異なる生命が誕生する。その新しい命は、母親の胎内で育まれる。母親は 10 ヶ月近く、その子宮に子どもを宿しているため当然、大きな負担を強いられる。このため何となく、母親よりも父親の方が、その重要度に関して肩身が狭い、という印象がある。決して、そのようなことはない。その重要度に関しては、まったく同等である。

　しかし、ヒトの発生のメカニズムがまだ明らかにされていなかった時代では、男が優位か、女が優位か、という論争があった。これがほんの 300 年ほど前の話であることに驚かされる。「子どもが生まれる」もともとの原因が、男性と女性との間の性的な交わりであることは当然、誰もが知っていたが、学問が非常に進んでいた中世ヨーロッパであっても、当時はキリスト教が優位な世界であったためやはり、「性的な」ことに関係する学問分野はやや忌避されていたのである。

　さらにずっとさかのぼってみると、紀元前 15 世紀ごろの古代インドにおけるヒンズー聖典では、驚くべきことに、胎児の前段階である胚子についての概念が記載されている。ここには「血液と精液が結合して胚子が形成され、それは小胞から球状に変化し、受胎の 1 ヶ月後にはひとつのしっかりした塊となり、2 ヶ月後に頭部が、3 ヶ月後には体肢が形成され、7 ヶ月後に生命が誕生する」と述べられている。各構造物の出現時期は誤っているものの、その順序は非常に正確であることに驚かされる。

　「医学の父」と現在でも呼ばれているギリシャのヒポクラテスの書物の中には、発生学の最初の学問的研究記録が見られる。またアリストテレスも、発生学の論文の中で、ニワトリや他の動物の胚子の発生について記載

している。彼はしかし、胚子は男性の精液によって活性化された月経血から生じると考えていた点で、大きな誤りを犯している。2世紀になると、これも非常に有名な解剖学者であるガレノスという学者が、「胎児の形成について」という本を著しており、現在の発生学で記載されている構造物、たとえば胎盤についても記載している。

一方、中世においては科学の進歩は停滞し、発生学に関する書物は、ほとんど見当たらない。しかし、7世紀ころのイスラム経典であるコーランには、「ヒトは男性と女性の分泌液が交じり合ったものから形成される」という記載が見受けられる。15世紀には、あの有名なレオナルド・ダ・ビンチが「妊娠した女性の子宮の中に入っている胎児」の正確な絵を描いている。その後、17世紀になって、血液循環の原理で有名なハーベーの論文では、「男性の種子が子宮に入ったのち、卵様の物質に変化し、そこから胚子が発生する」と記載している。

17世紀ごろ、男性の放つ精液の中に、何かうごめくものがいる、ということが初期の顕微鏡を用いて発見されたことは、画期的なことであった。しかし、次の図を見てもらいたい。図1および図2はともに、17世紀にヨーロッパの生物学者が描いた「精子の中の小人」の図である。図1は、精子のような形状をした頭の部分に小人が手足を丸めて座っている。図2の方では精子は完全に小人そのものであり、肥満した人と痩せた人の2人のミニチュアの絵として描かれている。射精されるすべての精子の中に、このような小人（2億以上！）が存在し、そのうちのひとつの精子の中に入っている1人の小人が、母親のお腹の中で、すくすくと成長し、次第に大きくなって、赤ちゃんが生まれてくる、と考えられたのである。すなわち始めから、人間の形をした（人間として完成した）胎児がそのまま大きく成長して生まれてくる、という「前成説」が個体発生の原理である、と考えられたのである。ここでは母親は、ただ胎児の成長を手助けするだけである、という考え方であり、当時の男性優位の社会性もこの考え方に同

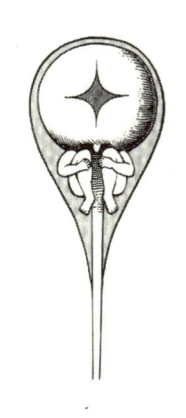

図1　17世紀にハルトゼーカーという生物学者が描いた「精子の中の小人」の絵

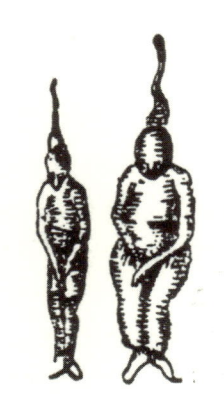

図2　17世紀にダーレンパティウスという生物学者が描いた2個（2人）の精子の絵

調していたと思われる。

　この「前成説」の考え方をさらに助長したのは、顕微鏡が登場した17世紀から18世紀にかけて行なわれた一連の観察である。顕微鏡の登場は、現在考えられているような発生学の仕組みを明らかにしたのではなく逆に、「前成説」をより強固にしたのである。

　あるオランダの博物学者が、蝶の卵を顕微鏡で観察すると、そこには成虫と同じ形をした蝶がその羽を折りたたんで丸まっていたのである。また、現在の解剖学の分野でもその名を留めている有名なイタリアのマルピーギという学者は、鶏の卵を顕微鏡で詳細に観察した結果、卵の黄身の中に小さなヒヨコが存在していることを発見した。これらの発見は、母親のお腹にいる卵の中に、始めから人間の形をした（人間として完成した）胎児がおり、その胎児がそのまま大きく成長して生まれてくる、という考え方をとるものであり、「前成説」をさらに強固にしたのである。この考え方は、神がこの世に送り出した「イブ」のお腹からすべての人間は生まれ出た、

という天地創造説に一致するものであり、生物学の中でも、また当時の社会の中でも広く受け入れられた。

　その後、精子の中に（精子論者）、もしくは卵の中に（卵子論者）、ミニチュアの人間が存在する、という「前成説」のうちいずれが正しいのかという論争が起こった。「前成説」そのものがすでに間違っているのだが、昆虫の中には、オスの存在なしに子どもが生まれることがあることから（この現象を単為生殖という）、どちらかというと卵子論者の方が優勢であり、彼らにとっては、精子は単に寄生虫のようなものである、と考えていた。このような、現在では荒唐無稽としか思われない考え方が、ほんの300年ほど前まで主流であったことに驚かされる。これらの「前成説」は、しかしながら、その後、より精密な顕微鏡が開発されるにつれて衰退していき、19世紀になってドイツのベアという生物学者による精密な観察によって、その科学的根拠を失い、現在の考え方とほぼ一致した「後成説」、すなわち、「母親の胎内で、胎児は時間の経過とともにその形を変化させながら、次第に人間らしい形状を整えていく」という考え方が、「前成説」にとってかわったのである。

　ベアは、精子が発見されて150年ほどのちの1827年に、イヌの卵管内で分裂中の接合子や子宮内での胚盤胞（これらについてはのちの章を参照）を正確に観察した。そのため、ベアは現在、「近代発生学の父」とあがめられている。ベアの貢献以来、様々な研究技術の発達と相まって、ヒトの発生に関する学問は目覚しく進歩した。その後、19世紀の後期から20世紀の初頭にかけて、ヒトの染色体についての多くの研究がなされた。初期のころは、ヒトの染色体の数は47個であるとされていたが、その後48個と訂正され20世紀半ばまでこの数は広く受け入れられていた。しかし1956年になってやっと、精密な顕微鏡写真が登場し、染色体数は46個であることを証明することとなった。その後、それぞれの染色体の正常な形状や形態も確立していき、これらの研究がのちに、出生前診断や先天異常

学などの近代医学の新しい時代をもたらすようになった。さらに現在では、分子生物学の著しい進歩によって、遺伝子改変動物などを用いた新しい研究が次々と生み出され、ヒトの発生のメカニズムは徐々に解明されつつある。

　上に記載したように、現在まだ、ヒトの発生のメカニズムは正確にはわかっていない。以下に、できるだけわかりやすく、現在わかっている範囲内で、受精から誕生に至るまでの劇的な変化の過程、そのメカニズムを記載することにする。

第2節　卵子と精子の出会い

　私が小学生の高学年になったころ、女児だけが体育館に集められて、男児が聞いてはならない、何やら怪しげな授業を受けさせられていた。これが、女性の生理、すなわち、月経に関する授業であったことを知るのは、ずっと後のことであった。私には決して知りえぬことではあるが、この授業で、果たして、正しい性教育も行なわれたのだろうか。また、生殖のメカニズムについて正しい知識を彼女らは得たのであろうか。40年以上前のことだから、おそらく、かなり曖昧でいいかげんな性教育であったろう、と想像できる。

　ほんの7、8年前、私が某女子大での解剖生理学の授業の中で生殖器系の講義をしたとき、講義の終了後に、ある女子学生が「もっと詳しく説明をしてほしい」という要望をしてきた。「君たちは、このような生殖に関わる性教育を受けてきたのではないのか？」と尋ねると、「ほとんどまったく……」という答えであった。女子大生ならば、もういっぱしの大人である。それがこのような状況であることに、私は正直、驚いた。いわゆる性の乱れが昨今、叫ばれている。現役の女子大生が（男女の性器の仕組みではなく）性または生殖に関する正しい知識を有していない、このような

現況は、現在日本の教育システムの未熟さを露呈するものである。

　どのようなことであっても、それがたとえ初めての経験であったとしても、予めの知識があるのとそうではないのとでは、まったく異なる。私は、卵子と精子の出会い、すなわち受精の瞬間から命が育まれるということは、互いに見知らぬ男女が運命に導かれるように初めて出会い、幾多の困難を乗り越えて愛し合い、そして結婚するのと似ている、と思っている。このようなドラマチックな過程が、私たちヒトの中で起こっているという、この漠然とした驚きと喜びを共有しないヒトは不幸であるとさえ、思っている。この本を読むことによって少しでも、生殖と発生の正しい知識と、それを知ることによって得られる喜びを感じてもらえれば、私は幸せである。

　ヒトの成人の身体はおよそ60兆個にものぼる細胞から成り立っている。細胞は、あらゆる生命の基本単位であると同時に、生物体を作りあげている最小の単位である。この世界の中には、我々人間を含む多様な多細胞生物が存在するが、それらの多細胞生物の大きさの大小は、身体を構成する細胞の多少によって異なるだけである。個々の細胞の直径（大きさ）は多細胞生物間でほぼ一定しており、通常、それは、数マイクロメーター（1マイクロメーターは1,000分の1ミリ）から、30マイクロメーターの大きさである（しばしばミクロンという用語が用いられるが、ミクロンとマイクロメーターは同じ意味を表す単位であり、後者の方がより正確な表現である）。これらの細胞が、その機能に応じて集合・離散し、組織・器官・系統の順に大きなまとまりを形成していき、最終的にこの60兆個にものぼる細胞から成り立つ、我々人間が存在するのである。しかも、母親から生み出された卵子（実は、成熟した卵子の直径はおよそ200マイクロメーターであり、人の身体の中で最も大きい細胞のひとつである）というたったひとつの細胞の中に、父親から生み出されたたったひとつの精子がその遺伝情報を運び込み、これらのたった2つの選ばれた細胞同士が出会うことによって生まれた1個の受精卵から、60兆個にものぼる細胞から成り

立つ身体がつくりあげられるということを知る時、我々は感動を禁じえない。そしてその時に改めて、命の尊さ、命のかけがえのなさというものを知る。

第2章　受精から誕生まで

第1節　卵子

1）胎児の時から卵子は作られる

　卵子は女性の身体の中でいつごろ作られるのだろうか？　何となく、性的な成熟が始まる思春期ごろ、という感じを持つ人が多いのではないだろうか。決してそうではない。実は、卵子のおおもとは、その女性が胎児である時期までさかのぼる。不思議なことに、まだ胎内にいる時から、すなわちまだこの世に生を受けていない時から、女性はすでに卵子を作りはじめているのである。生殖細胞のおおもとの細胞である始原生殖細胞は、受精後3週目に将来、腸管の一部となる壁に現れてくる。そして受精後5週目に、数百個の始原生殖細胞は、この原腸周辺から、いまだ完成していない生殖原基に向かって移動を開始する。そしてこの始原生殖細胞がおよそ1週間かけて生殖原基に到達する。生殖器が完成し、それが男性生殖器であれば始原生殖細胞はやがて精子に、それが女性生殖器であれば卵子に分化していく。

　精子はこの始原生殖細胞が胎児の時に1回だけ分裂し、その後一切、分裂することなく、冬眠状態に入る。しかし思春期ごろになると突然、再び分裂が開始し、何度も分裂を繰り返しながら次第に精子として完成していく。一方、卵子は、移動してきた始原生殖細胞が女性生殖器の原基に落ち着くやいなや分裂を開始し、受精後20週目のまだ胎児とは呼べない時期におよそ700万個もの卵原細胞を作り出す。この卵原細胞は卵子予備軍ともいえる細胞である。しかし、誕生時にはその数は100万、思春期に

は40万というように、その数は次第に減少を続けていく。そして、成熟した卵子として最終的に排卵されるのは、一生のうち、およそ400個から500個ぐらいにすぎないといわれている。胎児のときに作られた700万もの卵子予備軍の中から、選ばれたものだけが厳しい選択の過程を経て成長・成熟し排卵されるのである。そしてこの選別は、自らがまだこの世に誕生する以前から始まっていることに驚かされる。

　卵子は出生する前にすでに第1成熟分裂（減数分裂）を始めているが、その後休止して1次卵母細胞のまま思春期まで留まっている。その細胞は倍数の染色体（22対44本の常染色体と1対2本のX染色体の計46本）を持っている。しかしながら、のちに述べる排卵の前日（！）に、下垂体から性腺刺激ホルモンが一気に大量に放出され、1次卵母細胞の中で染色体の数を半分にする特殊な細胞分裂である第1成熟分裂（減数分裂）が再開する。その結果、1次卵母細胞は第1極体と2次卵母細胞となって排卵される。この2次卵母細胞は卵娘細胞とも呼ばれるが、その染色体の数は、減数分裂の結果、当然、半分（22本の常染色体と1本のX染色体の計23本）になっている。2次卵母細胞はその後、DNAの複製を行なうことなく第2成熟分裂に入り、精子との出会いを待ち受ける。この分裂は同型分裂であり、染色体の数は変わらない。もし受精しなかった場合は、この第2成熟分裂は完結しない。受精すると第2成熟分裂は継続し、成熟卵としての卵子と第2極体が形成される。その後、卵子の核と精子の核が融合すれば、受精卵の染色体の数は22対44本の常染色体と1対2本の性染色体の計46本となる。精子と卵子の持つ性染色体の組み合わせがXとXならば女性となり、性染色体の組み合わせがXとYならば男性となる。このように、誰でもわかることではあるがもし、この減数分裂が行なわれなかったとしたら、卵子と精子が結合した受精卵は46本×2の92本の染色体を持ってしまうことになる。このように、生殖細胞と呼ばれる卵子やのちに述べる精子は、我々の身体を構成している様々な細胞である体細胞とは、

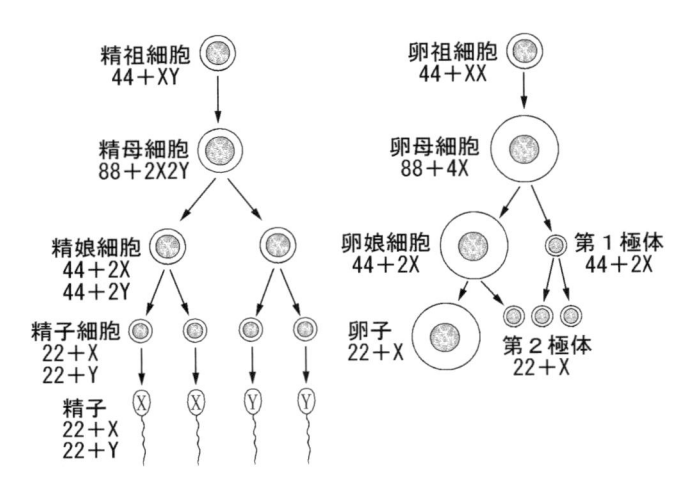

```
                    精祖細胞 ◉           卵祖細胞 ◉
                    44＋XY              44＋XX
                      ↓                   ↓
                    精母細胞 ◉           卵母細胞 ◉
                    88＋2X2Y            88＋4X
                    ↙    ↘             ↙    ↘
            精娘細胞 ◉    ◉      卵娘細胞 ◉    ◉ 第1極体
            44＋2X                44＋2X      44＋2X
            44＋2Y                   ↓      ↙↓↘
            ↙↘  ↙↘                   ◉      ◉◉◉
        精子細胞 ◉◉ ◉◉            卵子         第2極体
            22＋X                22＋X       22＋X
            22＋Y
            精子 Ⓧ Ⓧ Ⓨ Ⓨ
            22＋X
            22＋Y
```

図3　卵子形成の過程を各段階毎に示したもの
（神戸大学医学部三木明徳先生のご厚意により引用）

細胞が持つ染色体の数という点で根本的に異なるのである。図3は、卵子および精子の形成の過程および染色体数を示したものである。

2）卵子の成熟と排卵

　これらの将来、卵子となる細胞は、卵巣の中で成長する。成長の過程で卵子は、周囲を取り囲む卵胞上皮細胞に栄養を受けながら次第に大きくなっていく。卵母細胞と卵胞上皮細胞を合わせた楕円形全体の塊を卵胞という。初期の卵胞を、1次（原始）卵胞といい、1層の扁平な卵胞上皮細胞に取り囲まれている。その後、卵胞上皮細胞が徐々に分裂し、周囲を取り囲む層が、単層から多層になっていく。これを2次卵胞という。この時期になると卵胞を囲む卵胞膜が形成され、その膜の細胞から卵胞ホルモン（エストロゲン）が分泌されるようになる。その後、さらに卵胞上皮細胞が分裂してより多層化して、卵胞全体が次第に成熟しながら大きくなり、卵巣の表面に盛り上がるように膨らみをもたらすようになる。このようになっ

た卵胞を成熟卵胞、一般には人名をとってグラーフ卵胞という。この卵胞は少し青白くて半透明をしている。

　この卵胞の成熟には下垂体から放出される卵胞刺激ホルモンが関与する。また下垂体から放出される黄体形成ホルモンは、のちに述べる排卵の「引き金」としての役割を果たす。これらの性腺刺激ホルモンは数個（5～15個）の卵胞の発育を促進するが、不思議なことに通常、その中の1個のみが成熟卵胞にまで発育し、卵巣の表面を突き破って卵細胞を放出する。成熟した卵子は、左右一対の卵巣から、交互に月1回、1個のみ排卵され、他の大多数の卵胞は成熟することなく退化してしまう。

　月経中間期（平均28日周期では14日目）に性腺刺激ホルモンの影響のもとに卵胞は急激な発育を遂げ、直径15mmまで大きくなり、卵巣表面に盛り上がってくる。このグラーフ卵胞の最終発育と一致して、先に述べた1次卵母細胞がその第1成熟分裂を再開し、かつ完了する。しばらくすると卵巣の表面が一部薄くなり、同時に卵胞内部の圧が高まり、卵巣壁の筋が収縮することによって、その膨らみが一気に破裂し、卵子が放出される。それが排卵である。排卵の瞬間まず、卵子を取り巻いている栄養細胞やその他の細胞が卵巣から吹き出るように出てくる。そして、その吹き出た細胞集団の中に、卵子が吐き出されるように噴出する。その瞬間に第1成熟分裂は完了し、2次卵母細胞がその第2成熟分裂を開始するのである。

　排卵の直前に、卵管の尖端にある卵管采が卵巣の表面を覆い始め、排卵された瞬間の卵子をこの卵管采が受け止め、卵子を卵管の中に取り込む。図4は、子宮、卵巣および卵管の断面およびそれらの位置関係を示したものである。卵管の先端はイソギンチャクの触手のようなふさが何本も付いている。これが卵管采である。図で示されるように、全体としての卵管の形状はラッパ（トランペット）の形に似ている。実際、少し以前の解剖学の教科書では、この卵管のことをラッパ管と呼んでいたこともある。このラッパの先端にあたる卵管采のひだの中央に小さな孔が開いている。この

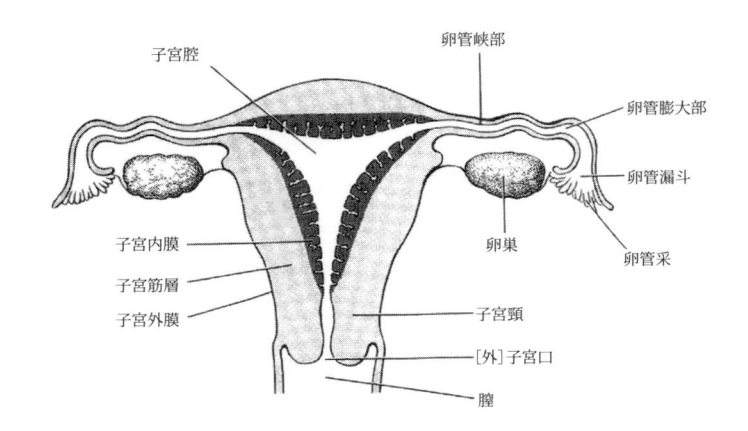

図4 子宮、卵管の断面図（卵巣の位置も示している）
（山村・瀬口（訳）(2001)『ムーア人体発生学』より転載）

孔を卵管腹腔口といい、この孔の中に排卵された卵子が侵入していくのである。

　図のように、子宮側とは反対側の卵管の3分の1ぐらいのところは少し膨らんでおり、ここを卵管膨大部という。実は、ここが卵子と精子が出会う場所、すなわち受精する場所である。受精とか着床という用語は知っていても、受精の場所が卵管（膨大部）である、ということを知っている一般の人は、ほとんどいないように思われる。私の知る限り、多くの人は、受精は子宮の中で行なわれる、と思っているようである。男性ならまだしも、女性ならば、是非知ってもらいたい事実であると思うのは私だけであろうか。

　排卵の瞬間、卵子は一瞬ではあるが、腹腔すなわちお腹の中にある空洞に存在することになる。その卵子を卵管采が見事に包み込むように受け止めるのである。当然、卵管采が受け止められなかったら、この排卵された卵子が精子と出会うことは決してない。図5は、排卵の際の卵管の動きを

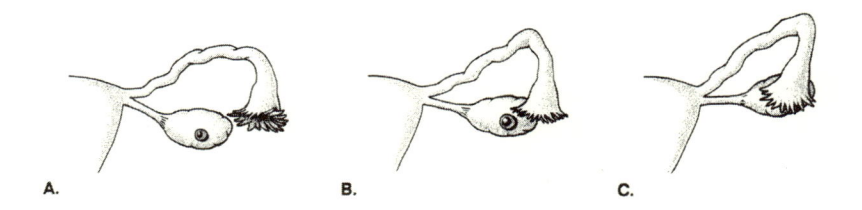

図5 排卵中に起こる卵管の運動を示す模式図
　卵管采がある卵管漏斗が卵巣に接近して位置している。イソギンチャクのような形をした卵管采は卵巣表面を行きつ戻りつしており、卵細胞が卵巣から排卵されるやいなや卵細胞は卵管采に受け止められ、卵管漏斗の中に流し込まれるかのように侵入していく。（山村・瀬口（訳）（2001）『ムーア人体発生学』より転載）

模式的に示したものである。この運動は、直接的には、卵管をつなぎとめている卵管間膜にある平滑筋の収縮によるものである。しかし、このような見事なタイミングで、そして互いに一分のすきもなく連携プレーが行なわれる実際のメカニズムはまだ解明されていない。

　卵管采によって卵管内に取り込まれた卵子は、精子を待ち受ける場所である卵管膨大部へとゆっくりと進んでいく。この移動の原動力は卵管内にあるせん毛である。このせん毛は、単に卵子の移動に係るだけでなく、卵子に受精能力を授ける物質をも分泌していることが最近、明らかになっている。

　このように卵子は卵管内で移動しながら受精能力を次第に蓄えていくが、その卵子が成熟し、受精可能である期間は非常に短い。排卵されておよそ8時間経つと卵子は次第に受精能力を失ってしまう。試験管内での実験では、排卵24時間後では受精させることができないことがわかっている。まさに、命の始まりは、選び抜かれた最高の状態の卵子と、後述するようにサバイバルゲームを勝ち抜いた最高の状態の精子が出会うことによってのみ、可能なのである。

卵子が成熟するメカニズムには、先に記したように、下垂体から分泌される性腺刺激ホルモンが関与している。このホルモンが卵子を包んでいる卵胞細胞を刺激し、それによって卵子は自らの細胞内部にMPFと呼ばれる物質（卵成熟促進因子）をつくることによって成熟卵となる。このMPFは種を越えて機能することがわかっており、例えば、マウスのMPFはマウス以外の動物の未成熟卵をも成熟させることができる。このMPFと類似した働きを持つ因子は、卵子にだけでなく、普通の体細胞にも存在するということがわかっている。この体細胞にあるMPFもヒトデやカエルの未成熟卵をも成熟させる。これらのことは、このMPFがほとんどの動物の細胞分裂を促す引き金の働きを有する可能性を示唆するものである。

第2節　精子

1）父親のDNA

精子の誕生も、卵子と同じく、自らがまだこの世に誕生する以前に生殖原基に移動してきた始原生殖細胞にさかのぼることができる。将来、精巣になる生殖原基に始原生殖細胞が移動してくれば、始原生殖細胞は精子となる。しかし精子の形成は、卵子の場合と異なり、性的成熟が起こる思春期になって初めて開始される。すなわち、胎児期に精巣原基に移動してきた始原生殖細胞は1回だけ分裂して精原細胞になり、思春期までの十数年間冬眠し続ける。そして思春期になって初めてこの精原細胞がその活動を開始する。

最初に、精巣内にある精細管の内壁で精原細胞は数回の分裂を繰り返しながら精母細胞となり、その後、精細胞と名を変えて、最終的に精子が連続的に形成され始める。この精子形成の過程で最も特徴的なことは、細胞分裂の際に、分裂した個々の細胞の細胞質が橋で繋がっていることである。その結果、細胞分裂は常に同時に起こり、また精細管のどの部位からも同

時に大量の成熟した精子が作り出される。

　精子は、その形状からもわかるように、非常に特異な細胞である。精子は、頭部に詰め込まれた父親の遺伝情報を母親の卵子に届けるためだけの細胞であって、他の細胞に存在する細胞小器官のひとつであるタンパク質合成に関与する小胞体はない。

　精子は、図6のように、頭部、頸部および尾部という3つの部分から成る（頸部と尾部の間を中間部という）。頭部には強く凝縮した核があり、その中に父親の遺伝情報であるDNAが（ラセン状ではなく）1本の線条の形で詰め込まれている。頭部の前半分は先体（アクロゾーム）によって覆われている。ここには精子が卵子に突入する際に欠かせない酵素が詰まっており、この酵素の働きによって卵子の周囲を包んでいる膜を溶かして、精子が卵子の中に侵入できるのである。のちに詳しく述べるが、精子が卵子の透明帯に到達して接触するやいなや、この先体からアクロシンという

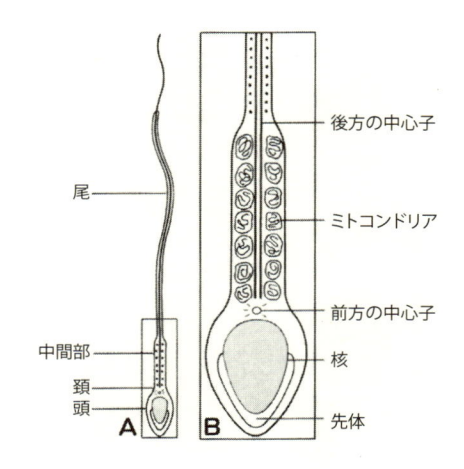

図6　精子の模式図
　　BはAの四角で囲まれた部分を拡大したもの。
（平野・絹谷・牛木（訳）(1999)『フィッツジェラルド人体発生学』より転載）

酵素が放たれ、透明帯を貫通し、卵子内に精子の頭部が完全に入り込み、自らのDNAを放出するのである。

　頭部と尾部の間の中間部には、ミトコンドリアが巻きついている。これは精子のエネルギー貯蔵庫であり、精子は、このエネルギーのみを使って尾部の鞭毛を動かし、受精までの長い距離を泳ぐのである。

2）どのようにして卵子に向かうのか？

　図7および図8は、男性生殖器の横断面および精巣と精路を示したものである。図のように、精子が精巣で作られた後、精細管の集合体である10数本の精巣輸出管に集められ、さらに1本の精巣上体管を経て精巣上体の尾部に送られ、そこで貯蔵される。その後、精子は精管の蠕動運動によって精嚢、射精管そして尿道へとかなり早いスピードで送られる。その

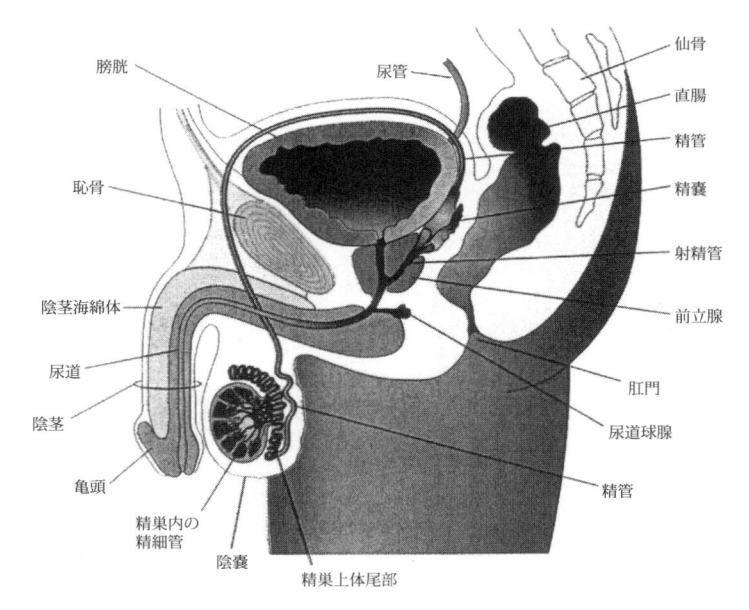

図7　男性生殖器を含む骨盤部位の断面図
（山村・瀬口（訳）（2001）『ムーア人体発生学』より転載）

際に、前立腺や尿道球腺からの分泌液が加わる。正常な場合、射精される精液は平均3.5mlほどであり、その中に2億から3億の精子が浮遊している。

　先に述べたように、最終的には精子は精巣で作られるが、作られたばかりの精子は運動能力をほとんど持っていない。精巣から直接採取した精液を顕微鏡で観察しても、その中にいる精子は微動だにしていないことが観察される。精巣で作られた精子が精巣上体まで移動してくる過程の1〜2週間の間に、実はこの運動能力が身に付くのである。このメカニズムはまだはっきりとはわかっていないが、精子自らが作り出しているサイクリックAMP（cAMP）という物質が精子の運動能力の獲得に関与しているということだけはわかっている。

　運動能力を獲得していても、実は、精子は体内では一切、自ら動くことはない。しかし、射精された瞬間から、何億という精子は鞭毛を動かして卵子に向かって活発に動き出す。そのスピードは1分間に2〜3mm進む

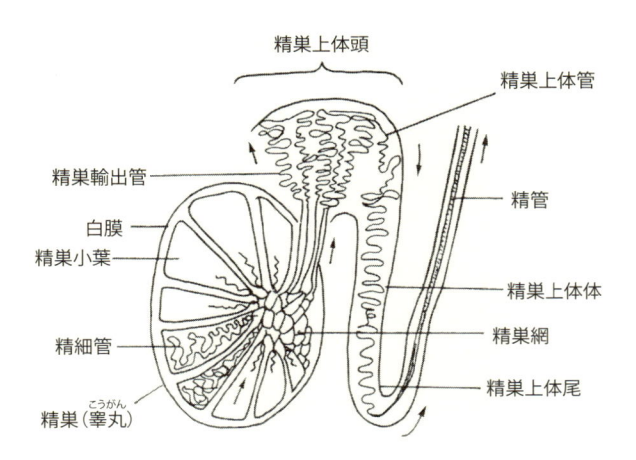

図8　精巣と精路（精巣で作られた精子の進む道筋が矢印で示されている）
（山村・瀬口（訳）（2001）『ムーア人体発生学』より転載）

早さである。しかし、射精された瞬間から卵子に向かって泳ぎ出す本当のメカニズムは、まだヒトでは解明されていない。淡水魚や海産魚では浸透圧が、サケ科魚類ではカリウムイオンが、それぞれ精子の運動の開始を促すということまではわかっている。体外に取り出された精子を顕微鏡で観察してもでたらめに泳いでいるだけである。しかし、膣内に射精された精子は、一切、寄り道せずに卵子に向かっていく。いくつかの動物では、精子を誘導する物質が卵子から分泌されていることがわかっている。これらのことから、ヒトにおいても、同様なメカニズムで精子が卵子に向かって遊泳していくと考えられるが、その実態の解明はまだなされていない。

3）卵子にたどり着く長い道のり

射精された精子の寿命はだいたい、24 から 48 時間ほどであるといわれている（中には4日間も生存していることもある）。射精された2億から3億の精子が、卵管膨大部で待ち受けている卵子と出会うまでには、多くの障害物がある。精子の長さは、鞭毛（べんもう）も含めておよそ 0.06mm（60μm）である。その精子が実際に泳ぐ距離はおよそ 20cm であるので、精子をヒトの身長に例えると、その泳ぐ距離はおよそ6kmの遠泳をして、初めて卵子と出会うということになる。同じようにヒトを精子と見立てると、精子が移動する距離はヒトが「青函トンネル」を歩く距離と同じである、と計算した研究仲間がいる。精子は精管（せいかん）というトンネルを、ヒトは青函（せいかん）トンネルを歩むという洒落である。

女性の膣内は、通常、強い酸性の状況にある（このような強い酸性を示す臓器はヒトでは他には胃だけである）。これは、子宮頸管の内膜から分泌される粘液が酸性であるからである。実は、精子は酸性の状況ではその運動能力はほとんど失われ、アルカリ性の状況で活発に動く。だから、このような酸性の状況では、例外はあるにせよ、ほとんどの精子は死滅してしまう。しかし排卵期には、子宮頸部から分泌される粘液は普段よりも多くなるが、その粘性は他の時期より低下している。この粘液の薄さも精子

の遊泳運動に適している。また、その粘液のPH（ペーハー）も7〜8.5であり、このPHは精子にとって最も生存しやすい環境である。この最初のタイミングが合わないと、その後、精子と卵子が出会うことは決してないのである。このような互いに一致したタイミングの中で、最初は分隊であったバラバラの精子は今度は編隊を組んで、子宮へと向かっていく。射精された2〜3億の精子のうち、膣から子宮の入り口である子宮頸部に入っていくことができるのは、わずか1％程度であるといわれており、残りは死滅するか、膣から外へ流れ出して失われてしまう。このような第1のサバイバルゲームに勝ち残った精子のみが、さらに子宮頸管を通り抜けて子宮腔に入っていくことができるのである。

　子宮に入ってきた精子は、みずからの鞭毛運動と子宮筋のリズミカルな収縮律動運動の助けによって卵管の方に向かっていく（図4参照）。しかし、そこには第2の関門が待っている。精子は母体にとっては体内に侵入してきた異物である。このため、これらの異物である精子という侵入者に対して、母体の免疫機構が働き、子宮内の白血球数を増加させ、その食作用によって精子を死滅させる可能性がある。実際、精子の何％かは、この白血球の食作用によって消え去ってしまう。しかし、不思議なことに、大多数の精子は生き残る。この「免疫機構が働かない」、すなわち、子宮内で異物を排除する抗原抗体反応が何故起こらないのかについてのメカニズムは、現代医学においてもまだ解き明かされていない。

　このような関門を通り抜けて子宮腔から卵管に入った精子は、今度は、卵子が待ち受けている卵管膨大部まで泳がねばならない（図4参照）。しかし、卵管内部にあるせん毛は、卵子が卵管采から卵管膨大部、さらに子宮までの移動を助けるためのものであるので、卵子の向かう方向と精子の向かう方向は相反している。そのため、精子は卵管のせん毛の動く方向とは逆行して必死で泳いでいかねばならない。当然、その途中で息絶えてしまう精子も多数存在する。そして結局、卵子が待ち受けている卵管膨大部

まで到達して、そして卵子と受精する機会にめぐまれる精子は、たった100個ほどにすぎない。2〜3億の精子のうち、たった100個が卵子との「お見合い」を許されるのである。そして、そのうちのたった1個が卵子との「結婚」が許されるのである。「結婚」が許されなかった、すなわち受精されなかった卵細胞はゆっくりと卵管を通って子宮内に入り、そこで退行変性して、結果的に吸収されてその存在は消滅してしまう。

　実は、新しく射精された精子は卵細胞を受精する能力をもっていない。精子には、受精能獲得のための時間が必要であり、およそ7時間程度の時間がかかるといわれている。精子は子宮および卵管の中を上行する間に受精能を獲得する。これは、精子の表面についている糖タンパクが、子宮腺から分泌されるタンパク融解酵素によって取り除かれることによって起こる。逆にいうと、この糖タンパクが付いている間は、精子には受精能がないのである。

第3節　妊娠齢と受精齢

　さて、以下に受精から着床そして出生にいたるまでを、その時間的経過にしたがって述べるが、その前に、その時間軸と用語についてはっきりとさせておく必要がある。一般的には、「子どもは十月十日(とつきとおか)で生まれる」、と言われるが、その時間的経過やお母さんのお腹にいる子どもの正確な「呼び名」については、あまり知られていないのが現状であるからである。

　ヒトの発生は受精から始まるので、その時間的経過の記載は受精から数えるのが最も正しい。これを受精齢という。しかし、受精の正確な日は、ほとんどの場合、わからないのが普通である。そこで、通常、特に臨床では、最終月経の第1日目から数えて代用するのが慣例である。これを妊娠齢もしくは月経齢という。この妊娠齢とは、最終月経の第1日目から数える記載法である。これは、最終月経日を妊娠0日とし、妊娠280日目を出産予

定日とするものである。ここでは1ヶ月を28日（4週間）とみなしている。この記載法では、妊娠0日から6日が妊娠0週、妊娠7日から13日が妊娠第1週となる。ここでは、通常、各週は0日から6日という言い方を用いるので、妊娠14日は妊娠第2週0日ということになり、出産予定日は妊娠第40週0日ということになる。

　実際に受精した日齢である受精齢は、妊娠齢（月経齢）とはおよそ14日のずれがある。これは最終月経の約2週間後の排卵日前後に受精したと考えられるためであり、この計算によると、赤ちゃんは受精後約38週で出生（しゅっせいと読む人が多いが、正しくはしゅっしょうと読む）する。ここでは、最初の日（受精日）を0日目ではなく、1日目とする点で先の妊娠齢の計算法と異なる。

　余談ではあるが、私の友人のひとりである発生学者は、聖母マリアが聖書に記載されている「受胎告知」を受けた日から換算して、イエス・キリストは出産予定日より7日遅れて生まれた、と言っている。出産予定日とおりだったら、クリスマスは12月18日になっていたところである。ちなみに、冗談が好きなこの発生学者は、「受胎告知」を受けたマリアは、それを聞いて、「An Maria！＝アンマリア！＝あんまりや！」と関西弁で一瞬の逡巡を示した、と言っている。

　社会一般的には、お母さんのお腹にいる子どもを「胎児」、もっと一般的には「お腹にいる赤ちゃん」と呼んでいるが、正確にはそうではない。本文では、できるだけ正確な用語を用いたいと思うので予め、受精から出生までの時期を区分しておきたい。

　人体発生学の分野では通常、受精後の2週間を胚子前期という。受精後第1週を受精卵期、第2週を胚子前期として分けることもある。その後、受精卵は卵割を繰り返し、桑実胚、胞胚となり、子宮に着床する。受精後第3週から第8週までの期間を胚子期という。すなわち、受精後第8週までは、胎児ではなく、胚（胚子）と呼ぶ。この時期の胚は急激な発達を示し、

受精後第3週では体長0.2mm程度であった胚は、第8週の終わりには約30mmに達する。その間、内胚葉・中胚葉・外胚葉に区別される三層性胚盤となり、中枢神経系の発達が始まり、心臓も駆動を開始する。また四肢の形成などが起こってくる。受精第9週から38週までの期間を胎生期といい、ここで初めて「胎児」という用語が用いられる。さらに出生前後の時期、すなわち妊娠第28週（受精第27週）から生後7日（出生日を第1日）の期間を周産期（周生期）という。この間に、多くの様々な器官が完成されていくのである。

第4節　受精 ——生命体の誕生——

　卵管膨大部で待ち受けている卵子は、「顆粒細胞」（栄養細胞）と呼ばれる細胞層から成る鎧（これを卵丘といい、卵丘細胞とゼラチン様の細胞外基質をまとめて放線冠という）をまとっている。この鎧は、多精子受精を防ぐ一種のバリアーである。精子はこの放線冠の鎧をまず取り除かなければならない。ここまで多くの難関をくぐりぬけて、サバイバルレースを繰り広げてきた精子の集団は、不思議なことに、この鎧をはがすために、一転して、共同作業を行なう。この段階では、まだ選ばれし者はまだ特定されていない。

　卵子の放線冠にたどり着いた精子たちは、そこで先体反応と呼ばれる反応を引き起こす（図9参照）。この反応の過程で、先体に小さな孔が開き、そこから先体の内容物が外に流れ出る。先体から放出されたヒアルロニダーゼという物質には、放線冠の基質を溶かす効果があり、そのため卵子の放線冠の細胞ははがれ落ちてしまう。

　そこを通過した精子は、次いで、卵子を均質に包んでいる透明帯を通過しなければならない。この透明帯も、卵子を保護するだけでなく、異種間の受精や多精子受精を防ぐ機能を持っている。卵子の透明帯に存在する糖

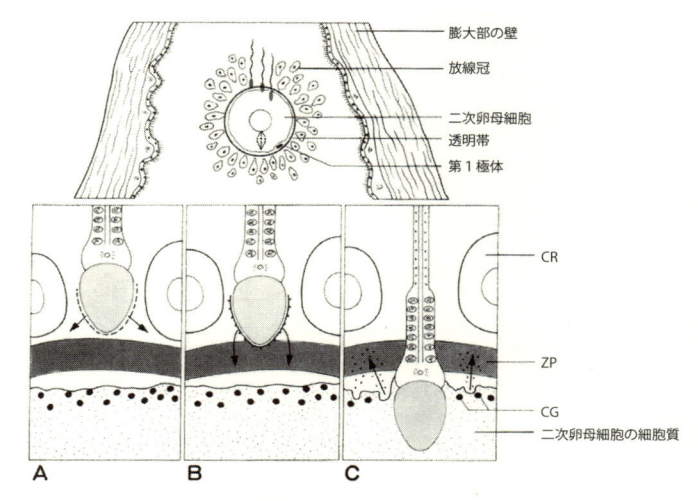

図9　受精の過程の3段階を示す模式図
A：放線冠（CR）への侵入（矢印はヒアルロニダーゼの放出を示す）
B：透明帯（ZP）への侵入（矢印はアクロシンの放出を示す）
C：卵細胞への侵入（矢印は卵細胞から表層顆粒（CG）が放出される様子を示す）
（平野・絹谷・牛木（訳）（1999）『フィッツジェラルド人体発生学』より転載）

タンパクが種の認識や精子との相互作用に関与していることが知られており、特殊なレセプターの存在が同種の精子としか結合を許さないのである。実験的にこの透明帯を取り除くと、異種の精子であっても卵子の中に侵入することができることが知られている。

　透明帯に到達した精子は、透明帯の表面にあるこのレセプター分子と結合する。この結合によってレセプターが活性化し、先体の内側の膜からアクロシンという酵素が放たれる。アクロシンは精子の頭部が透明帯を貫通するのを促進する作用を持っている。このようにして1個の精子が透明帯を通り抜けると、精子の頭部の後方にある細胞膜と卵子の細胞膜が融合し、その瞬間に、卵子の表層にある表層顆粒という物質が放出され、その結果、

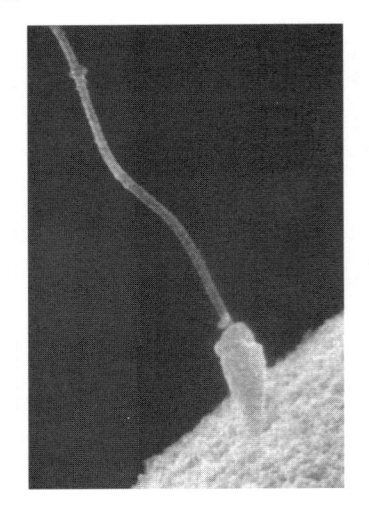

図10 受精の瞬間を捉えたもの
（NHK取材班(1989)『驚異の小宇宙・人体 1生命誕生』より転載）

精子レセプター分子の活性が失われ、他の精子の侵入を阻止する。このようにして、たった1個の精子のみが卵子の内部に入ることが出来るのである。この瞬間が、まさしく、生命の誕生の瞬間なのである。精子が放線冠、透明帯を貫通し、卵子の内部に入るまでに要する時間は、20分に満たないといわれている。図10は受精の瞬間を捉えたものである。

　先に述べたように、精子が卵細胞に入った後、卵細胞はその第2減数分裂を完了し、成熟した卵細胞になっていなければならない。この成熟した卵子の核には、23本の染色体（22 + X）が存在し、これを女性前核という。

　精子は、卵子への侵入が完了する前に、細胞膜も尾も分離させる。この時点で精子の核は膨らみ男性前核となる。男性前核にも23本の染色体が存在する（22 + Xもしくは22 + Y）。すなわち、受精した卵子の中には、これら2つの異なる前核が存在するのである。次いでこれら2つの核は互いに接触し、核膜を消失させて融合し、細胞の中心で46本の染色体が配列するようになる。これが、第1回目の有糸分裂中期と呼ばれる段階であり、このような細胞を接合子という。この接合子こそが新しく誕生するヒ

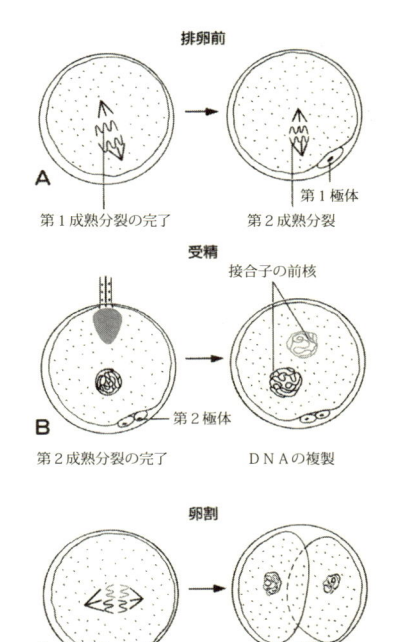

図11 排卵時、受精時そして卵割時における卵細胞の核の変化の過程を示したもの
（平野・絹谷・牛木（訳）（1999）『フィッツジェラルド人体発生学』より転載）

トの始まりなのである。

　接合子の染色体の半数は父親から、残る半数の染色体は母親から受け継がれている。そのため、接合子は両親のいずれとも異なる新しい組み合わせの染色体を持つことになる。このような染色体の交叉や再配置によって、すなわち遺伝子を入れ替えることによって、この世界でたったひとりの新しい個性を持つヒトが生み出されるのである。もし、女性前核（22 + X）と 22 + X を持つ男性前核が結合すると女性（44 + XX）となり、女性前核（22 + X）と 22 + Y を持つ男性前核が結合すると男性（44 + XY）となる。これを染色体的性決定という。図11は、排卵時、受精時そして卵割時における卵細胞の核の変化の過程をしめしたものである。

第5節　桑実胚

　接合子の直径は、およそ 0.15 ～ 0.2mm である。ヒトの身体の中で最も大きい細胞であり、肉眼でもかろうじて見ることができる大きさである。このたったひとつの細胞からほとんど無数ともいえる細胞が増殖し、あらゆる組織、器官を形成するのである。それは、ヒトという種を決定するだけでなく、個体のすべての特性をすでに有する全能の細胞ともいえる。正確には、受精によってつくられたものを発生学の分野では接合子または受胎産物というが、ここでは便宜的に、受精卵と呼ぶことにする。

　受精直後の受精卵は、「生命のダンス」と呼ばれる回転運動を繰り広げながら、子宮に向かって行き、そしてそこで着床するのである。この現象が起こる理由は、まったくわかっていない。子宮に着床するまでの間も、受精卵は活発に卵割を繰り返す。受精後およそ 30 時間後に、最初の細胞分裂が起こり、まったく同じ遺伝情報を持つ 2 つの細胞（この細胞を娘細胞という）が生まれる。この細胞は、およそ 10 時間ごとに 1 回の割合で次々と卵割を繰り返し、細胞の数は、 2 個から 4 個へ、 4 個から 8 個へと増えていく。卵管の中を移動しながら、ほぼ 4 日で受精卵は 16 ～ 20 個の細胞になる。この時期の細胞は（もう、すでに細胞という表現は厳密には間違っているが）、桑実胚と呼ばれる。ちょうどこのころに、子宮腔に到達する。その後 24 時間以内に、桑実胚を被っていた透明帯が子宮分泌液によって消化され、剥がれ落ちる。こうして 5 日目終わりごろまでに、桑実胚は胚盤胞となる。この胚盤胞は栄養膜と呼ばれる扁平な細胞から成る皮膜と、胚結節と呼ばれるおよそ 16 個の球形の細胞集団に分かれている。前者からは胎盤が、後者からは胚子がつくられることになる。そして受精後、 6 日目ころに子宮壁への着床が開始される。図 12 は、胚発生の最初の 6 日間における卵細胞の変化の過程を示したものである。

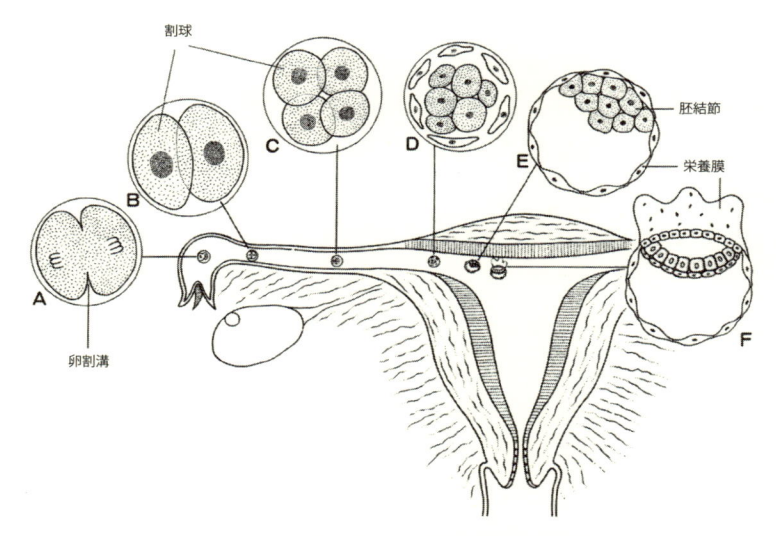

図12　胚発生の最初の6日間における卵細胞の変化の過程を示したもの
　A：接合子の卵割　B：二細胞胚　C：四二細胞胚　D：桑実胚　E：胚盤胞　F：着床の開始（平野・絹谷・牛木（訳）（1999）『フィッツジェラルド人体発生学』より転載）

第6節　着床

　着床とは、受精卵が子宮の粘膜（子宮内膜）に埋まる過程を指す。卵割を繰り返しながら子宮腔に到達した胚盤胞は子宮腺からの分泌液によって栄養を受けて、その大きさを増す。そのため、この分泌液は「子宮のミルク」とも呼ばれることがある。胚盤胞は受精後6日目ころに子宮壁への着床を開始する。

　着床は一般に、子宮の後壁で起こるとされている。まず、胚盤胞の表面にある胚結節の細胞群の一部が子宮壁に接触すると、栄養膜の上皮が栄養膜細胞層になり、活発に細胞分裂を行なうようになる。その後、これらの細胞は個々の細胞膜を失い融合し、多核で多くの細胞小器官を持つ栄養膜

合胞体層になる。この栄養膜合胞体層は、子宮内膜を刺激する酵素を分泌するとともに、妊娠の維持に役立つホルモンも分泌する。酵素の刺激により脱落膜反応が起こる。子宮内膜の脱落は数日のうちに着床部から子宮内膜全体に広がり、胚盤胞は次第に子宮内にもぐりこんでいく。胚盤胞は受精後12日までに完全に子宮壁に埋没する。着床の完成である。生まれるまでのしばらくの安住の地に辿り着いたのである。子宮内膜はそのときにはすでに修復されている。着床の開始の時点で、胚盤胞は胚子（胚芽）と呼ばれるようになる。そして第3週から約3ヶ月末までの間に、のちに述べる胎盤が形作られていく。

　胚子は、その遺伝物質の半数は父方からのものであり、そのため、胚子は母体にとっては異物である。しかしながら、ここでも以後一切、母体の免疫機構が働くことはない。胚子と母体間の免疫学的フィルターが存在していることは明らかであるが、おそらく、栄養膜の組織が関与していることは間違いない。

第7節　胚葉の形成と分化

　受精後第2週のはじめごろ、胚結節の細胞は上下の胚盤葉の2層に分かれる。上胚盤葉の表層から羊膜が形成される。

　第3週のはじめごろ、上胚盤葉の中央部の下の方に、1本の陥没線が現れる。これを原始線条といい、将来の体の軸となる線となる。すなわち、この原始線条が将来の体の前後、左右そして腹側と背中側を分けるのである。

　原始線条の部位では非常に活発に細胞の移動が行なわれ、上胚盤葉の細胞がこの原始線条の部位から、上下の胚盤葉の間に陥入してもぐりこみ左右に広がっていく。移動していった細胞から内胚葉と中胚葉が形成され、移動しなかった上胚盤葉の細胞が外胚葉として残ることになる。このよう

に形成された3層の胚葉はすべて上胚盤葉から生じたものであり、ここから体のすべての部分が形成される。

　神経外胚葉からは中枢神経系（脳と脊髄）、末梢神経系（脳神経、脊髄神経および自律神経）、網膜、下垂体後葉、脊髄神経節、自律神経節、副腎髄質、皮膚と網膜色素細胞が作られる。また、体表外胚葉からは皮膚の表皮、皮膚腺（乳腺も含む）、水晶体、内耳の特殊感覚細胞、下垂体前葉、歯のエナメル質が作られる。

　中胚葉の中央部では体節と呼ばれる中胚葉のかたまりがつくられる。これらの体節はその位置に合わせて、それぞれ頭部、胸部、腰部、仙骨部、尾部の体節に分かれ、将来、脊柱、体幹の骨格筋および真皮（皮膚の結合組織）になる。これらの体節のすぐ両脇の中胚葉を中間中胚葉といい、ここから腎臓と尿管、生殖腺、精管、子宮と卵管が生じる。中間中胚葉の外側の部分は側板といい、ここから手足の骨と筋肉、胸骨、肋骨の前半分が生じる。また心臓血管系、血液、脾臓、消化管の平滑筋も生じる。内胚葉からは、肝臓や膵臓、また消化管とそこに開く腺の上皮、膀胱や尿道の上皮が生じる。

　原始線条の出現から三胚葉の形成の時期に、このようにすべての細胞が将来どの組織、器官になるのかについてのすべての基本形が決定されている。この時期に、胚子の細胞は、驚くほど秩序立って、移動、集合そして離散を繰り返す。これらの仕組みの巧みさに我々はただ驚くだけである。このような細胞の形作りのメカニズムに、細胞間をつなぐカドヘリンという細胞間接着物質が関与していることが最近わかっている。このカドヘリンは、原始線条の出現から三胚葉の形成の時期だけでなく、胚子でのほとんどすべての形づくりに何らかの役割を果たしていると現在考えられている。

第8節　胚子から胎児へ

　先に述べたように、受精後第8週末までを胚子期といい、第9週のはじまりから誕生の瞬間までを胎生期という。胚子期の間に形状は劇的な変化を遂げる。特に受精後32日目からの約1週間の間に驚くべきスピードで起こる。これらの変化は、あたかも系統発生の過程(脊椎動物の進化の過程)を目にしているごとくである。すなわち、胚子は、魚類から両生類、そして爬虫類から原始哺乳類、そしてヒトへと進化していく姿をそのままたどるがごとくに変化していく。個体発生は系統発生を繰り返すといわれる所以である。これらの変化の過程については、「驚異の小宇宙・人体」(NHKサイエンススペシャル, 1989)に詳しく記載されている。これを要約すると以下のようになる。

　受精後30～32日目ころの胚子は、ほとんど古代魚類のようである。横一文字にさけた口(口裂)そして首のあたりには一列の裂け目がある。それはまさしく魚の鰓(鰓弓という)に相当するものなのである。口裂の上の方は大きく膨らんでいる。そこは前脳胞と呼ばれ将来、大脳になっていく部分である。その後方には中脳胞が隆起し、将来、中脳になっていく。手足はまだその原型がかたまりとして見えるだけである。

　受精後34日目になると、将来、眼になる部分にレンズが現れ、虹彩の色素が次第に濃くなってくる。鼻になる部分も次第に形成し始め、鼻の孔も開き始める。口の形は未発達で、上顎はまだ左右に裂けており、そのため、この時期の胚子は鼻と口がまだつながっている。この形態は、まさしく、海棲から陸棲に進化を遂げた両生類の面影そのものであるといわれている(図13)。まだ小さなかたまりにすぎなかった手足の部分に、手首のようなくびれが現れ、その後、親指と人指し指を分けるがごとくの小さなくびれが現れる。

　受精後36日目から38日目にかけては、あたかも原始爬虫類から原始哺

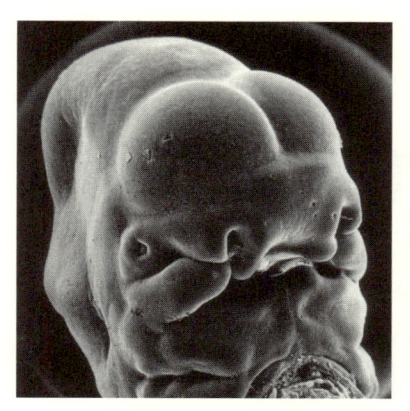

図13 受精後30日ごろの胎児の顔
（NHK取材班（1989）『驚異の小宇宙・人体 １生命誕生』より転載）

乳類へと発達を遂げるがごとくに、驚くべきスピードで構造的発達が行なわれる。それまで顔の横にあった眼が次第に正面を向き始め、虹彩の色素の色が次第に明らかになるとともに、レンズもできてくる。離れていた鼻の孔も中央に寄り、少し盛り上がってくる。左右に裂けていた上顎はまだ閉ざされていないが、次第に左右が融合してくる。上顎にある小さな高まりと鼻との間に深い溝が観察されるが、これは魚の時代に水の流れを捉える「側線」の名残であるといわれている。この溝は、将来、鼻涙管となって、目からの涙が鼻の中（鼻腔）に流れ出る通路になる。受精後、38日目には、ほぼ原始哺乳類の面影を顔に観察することができる。眼はほぼ真正面を向き、上顎の溝も消え去り、鼻の孔もそれらしい形を取るようになってくる。このころになると、肺や気管、また食道も形成され始め、空気呼吸の準備が整いつつある。

　受精後40日目には、やっとヒトらしい顔つきが出現する。眼はほとんど正面を向き、まぶたもどきのものも現れ、胚子は静かに眠っているかのごとくの様相を示す。頭も大きくせり出してきて、ヒトがヒトたる所以

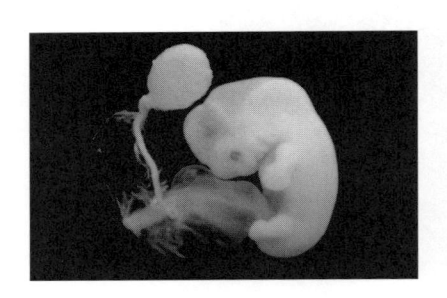

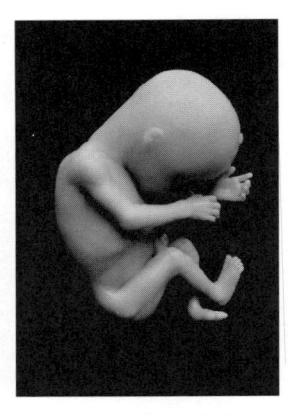

図14　胚子期の胚子の姿　　　　図15　胎児期の胎児の姿
(神戸大学医学部三木明徳先生のご厚意により引用)

を誇示するがごとくに、脳の前頭葉が急速に大きくなってくる。手足の先の方には少しずつくびれが現れ、やがて指らしきものが形成されてくる。このとき、5本の指の間には、あたかも水かきのようなものが存在する。この水かき様のものも、しかし、受精後45日目ごろにはきれいになくなり、受精後53日目ごろには手の指は互いに離れて次第に長くなってくる。足の指には、まだ水かき様のものは残っており、短い尾っぽのようなものも残ったままである。受精後およそ2ヶ月ころには、身体の形作りはほとんど完了し、生命維持に必要な器官の形成もすでに完了している。図14および図15は、それぞれ胚子期および胎児期の姿である。

　これらの形作りは、各細胞がその役割に応じて、驚くべきほど秩序立って、移動、集合そして離散を繰り返すことによって起こる。この過程の中で、消滅すべき役割を持つ細胞も含まれていることにも驚かされる。先に述べたように指の間にあった、あたかも水かきのようなものも、指の形作りの過程の中で自然な細胞死（アポトーシス）が起こることによって消滅する。このようにある特定の時期に、ある細胞群が、ある特定の場所に移

動し、場合によってはそれらが集合や離散を行ない、同時に、ある細胞群はそのまま発育を継続する中で、別の細胞群は死滅する。これらのタイムテーブルが少しでも狂えば、正常な形作りはできない。これらの細胞死は形作りの過程で非常に重要な機能であり、脳では生まれ出た神経細胞のほぼ半数が、出生時の時点で細胞死を起こしている。

第9節 胎児から赤ちゃんへ

上に述べたように、魚類から原始哺乳類へと劇的な変化を遂げたのち、受精後第9週のはじまりから、ヒトは胎児として、母親の羊水の中に浮かびながら次第に成長を続けていく。

その後の胎児の発育の過程を要約すると以下のようになる。胎生期を通して身長はほぼ直線的に増加するが、体重は妊娠中期以後に急激に増加する。妊娠週の第12週の終わりころの胎児の身長はおよそ9cm、体重は10〜45gある。このころには器官の形成が始まり、顔もヒトの形状に近くなる。また手足の長さの比率も、次第に整ってくる。第16週の終わりの胎児は身長16cm、体重60〜200g、第20週の終わりでは、身長25cm、体重250〜450gとなり、産毛や髪の毛また眉毛もはっきりとしてくる。また胎児の心臓の拍動や胎動もはっきりと妊婦は感じるようになる。この胎動は、実際はもっと早い時期から存在し、第6週では胎児はゆっくりともがくような全身の蠕動運動を行ない、また第8週では頭を前後左右に動かすような動きを示すということがわかっている。また第10週ころには、すでに手指の微細な動きが見られ、下顎を動かして羊水を飲み込む動作を行なっていることが知られている。第24週の終わりになると、身長30cm、体重500〜820gとなり、皮膚の色も赤ちゃんらしく赤みを帯びてくるが、まだ皮下脂肪はほとんどないため、皮膚はしわだらけである。第28週の終わりでは、身長35cm、体重1,000〜1,500gとなる。この時期に

なると、肺や中枢神経系はかなり形成されており、何らかの原因で早産に至ったとしても充分、発育可能なまでその機能は発達している。第32週の終わりになると、身長は40cm、体重も1,500〜2,100g、第36週の終わりになると、身長は45cm、体重も2,200〜2,900gになり、その発育の速度は一気に加速される。この時期になると、いわゆる原始反射と呼ばれるような様々な運動（モロー反射とよばれるような足の運動や、歩いているかのごとくの両足の前後運動やものを掴むがごとくの把握運動、また指に吸い付くような唇の反射運動）も見られるようになる。このころになると睡眠の周期性も現れ、約20分ごとに睡眠と覚醒を繰り返す、といわれている。また、このころには、母子相互作用と名づけられるような現象も観察され、例えば母親が突然、驚くと胎児も同じように驚いたかのようにうごめいたり、また母親が歩くと胎児もそれと同時に両足を動かしてあたかも歩行しているかの動きを示す、ということが知られている。そしていよいよ第40週となり、着床時にはその長さ0.2mm、重さ0.004mgほどであった受精卵は、身長50cm、体重3,000〜3,800gの胎児となり、来るべき出産を静かに待ち受けるのである。

第10節　胎児の脳の発達　——とくに聴覚の発達と胎教——

　最も重要な器官である中枢神経系（脳と脊髄）の発達について以下に述べる。受精後19から20日におおもとである神経板が現れ、第4週までに神経板が閉鎖して神経管を形成する。神経管から3つの膨らみと屈曲が現れ、それぞれ前脳胞、中脳胞および菱脳胞が形成される。前脳胞からは終脳（大脳皮質など）および間脳（視床など）が分化する。中脳胞はそのまま中脳となり、菱脳胞からは後脳と髄脳が分化する。後脳はさらに小脳と橋に分化し、髄脳は延髄となる。中脳、橋および延髄をまとめて脳幹と呼ぶ。神経管の後端は下方に伸びて脊髄となる。

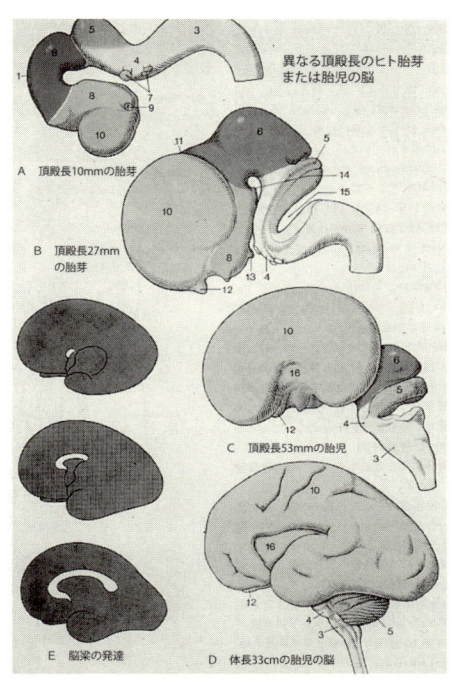

図16　胎生期の脳の発達
（越智淳三（訳）(1992)『解剖学アトラス』より転載）

　図16は、脳の発生の過程を示したものである。受精後2ヶ月ごろでは、終脳は薄い壁を持った嚢（ふくろ）のような構造をしているが、脳幹では神経細胞の分化はほぼ終わっている。このころになると、一部の脳神経が伸びだし、間脳からは将来、眼となる眼胞が次第に飛び出てくる。終脳も次第に2つに分かれて、左右の大脳半球を形成してくる。受精後3ヶ月を越えると、前脳（うすい灰色の部分）が大きくなり、終脳と間脳が区別できるようになる。また後脳の橋の部分が屈曲して小脳と延髄の間に深い横の溝ができ、両者が次第に区別できるようになる。受精後4ヶ月を越えると、他の脳部位に比べて発育が遅れていた左右の大脳半球が一気に発育を始める。6ヶ月を過ぎると、これまで滑らかであった大脳の表面に脳溝（いわゆる脳の

しわ）が現れ、幼弱ニューロンの活発な産生と移動が始まり、神経伝導路も形成され始め、そして次第に脳の実質が形成されていく。

　脳の発達は、心理学を学ぶものにとっても非常に重要な知識だが、ここでは枚数の関係上、感覚系、とくに聴覚系について焦点をしぼって述べることにする。

　以前、ある学者によって、胎児がペニスを勃起させていることが超音波診断で明らかにされ、胎児の段階ですでに性的な興奮が存在する、と物議をかもしたが、当然のことながら、それは否定された。胎児に性的な興奮を感受する脳の機能がまだ未発達であるから当然である。おそらく、この胎児のペニスの勃起は、一種の皮膚感覚の現象であると考えるのが妥当である。

　これらの脊髄由来の皮膚感覚や運動感覚が、胎児期の初期にまず最初に現れる感覚である。ほとんど同時期に聴覚系の機能が現れる。一方、視覚系、味覚系また嗅覚系は、その時期ではまだ未発達であり、ほとんどその機能は存在しないと考えられている。

　子宮の中は、当然、ほとんど暗闇であるため、胎児の視覚系も必要がない。この時期にすでに準備段階が始まっており、次第に視覚系は発達していくが、視覚系が完成するのは生後の7歳ごろである。味覚系に関しては、胎児は羊水を飲み込んでいるが、はたしてその味（少し塩辛い味）を味わっているのかは定かではない。味覚を感知する舌にある味蕾はほとんど完成していないので、おそらく味覚はほとんどない、と考える方が正しいと思われる。嗅覚は本来、空気中の分子を鼻腔粘膜で感受するものであるので、羊水の中にいる胎児が同様のメカニズムで嗅覚を感知しているとは考え難い。おそらく、生後に母乳の匂いなどをかぎ分ける機能が次第に培われていくと思われる。これらのことを考えると、皮膚感覚と、特に聴覚系の機能が他の感覚系に先行して発達していることに、何か、特殊な意味が含まれているかもしれない。

1）胎児の聴覚

　よく知られているように、母親のおよそ80％が、利き腕に関係なく、我が子を左胸に抱くこと、またこの傾向は人種や国とは無関係に共通であることが報告されている。直接関係ないかもしれないが、我が子を抱く母親を描いた絵画の75％も、我が子を左胸に抱いている構図をとっている、ということがわかっている。このことはヒトだけではなく、アカゲザルでもその100％が、ニホンザルではその75％が産まれたばかりの子ザルを左胸に抱くと報告されている（大島、1998）。

　子宮の代わりに胃を用いて、そして羊水の代わりにビールを大量に飲んで、胃の中にマイクを入れて、通常の音量で流したベートーベンのピアノソナタがどの程度、胃の中のマイクでキャッチできるかを調べたところ、その音は小さいながらも充分キャッチされたとの報告がある。このことだけで、胎児も外部の音を聞いているということを確証させるものではないが、妊娠6ヶ月以降になると、胎児の感覚器は急速に発達していき、特に聴覚系の発達は著しいことが知られている。現在では、胎児が音を聞いているということは、ほとんど常識化しているほどである。しかし、当然のことながら、胎児の聞いている音は、我々が聞いている音とは異なる。プールに潜って外界の音を聞いているときに聴こえる音と類似しているともいわれるが、実験的研究によると、子宮の中では、2,500ヘルツ以上の音はほとんど入ってこないらしい。2,500ヘルツの音とはちょうど、女性のソプラノの音域に相当する音である。

　関連上、少しだけ、耳の発生について述べる。耳は解剖学的に外耳、中耳および内耳に分けられるが、このうち、内耳が最も最初に発生する部分であり、それは妊娠第3週の後期から第4週の初期である。妊娠5ヶ月ごろ（胎児期の中期にあたる第20〜22週）には、最も重要な聴覚器官である胎児の内耳の構造はかなり成人に近い大きさや形をとるまでに発達している。そのころには、胎児の聴覚はすでに機能し始めており、「すべての

低周波が胎児には聴こえている」という研究発表もある。中耳は少し遅れて（妊娠第5週ころ）発生を始めるが、中耳は多くの複雑な構造を有しているため、胎児期もそして生後も発達し続ける。外耳も妊娠第5週ごろから発生を始めるが、胎生期の後期に将来、外耳道（いわゆる耳の孔）となる空洞が形成される。耳介（外から見えるいわゆる耳）の発生は最も遅い。本旨から少し離れるが、この耳介の些細な形態異常が他の重度の先天異常の発見の手掛かりになることがある。染色体異常やまた有害な環境物質を摂取した母親から産まれた乳児が、しばしば耳介の形態異常を伴っていたり、また耳介が正常の高さよりも低い位置についている（耳介低位）ことがある。

　8ヶ月を過ぎると、外からの強い音に対して、胎児は身体を緊張させるような反応を示すことがわかっている。妊娠の後期では当然、母親の心臓のリズミカルな拍動音を胎児は聞いている。泣き止まない乳児に母親の心臓のリズミカルな拍動音を聞かせるとピタッと泣き止む、ということはよく知られている。これも胎児が子宮の中で耳を澄ませている証拠のひとつである。

2）胎教とモーツアルト

　日本では胎教という言葉がある。妊娠した母親が胎内にいる我が子とともに静かな音楽を聞いたり、お腹をさすりながら、もうすぐ産まれてくる我が子に優しく語りかけることは世界中で一般的に行なわれているようであるが、この「胎教」という言葉はどうも日本古来のもののようである。本来、胎教というのは、生まれてくる子どもに悪影響を与えるあらゆることを避けるように注意し、胎内で赤ちゃんが健やかに成長するために、その母親だけでなく、母親を取り巻く家族や環境を整えることを意味するものであった。しかし、近年になって胎教がブームになったのは、胎児が音を聞いているということが一般的に知られるようになり、また母親の心が休まるようなリラックスできる音楽を聞くことが胎教に良い、ということ

が一般的に知られるようになったからである。しかも、何故かモーツアルトの音楽が最も胎教音楽にふさわしい、といわれるようになってからである。このモーツアルトの音楽が、我々大人の心も癒す、ということを示す学術論文も多く発表され、それは今では「モーツアルト効果 Mozart effect」とも呼ばれている。インターネットで胎教音楽を検索すると、驚くべきほどの数のモーツアルト音楽が販売されていることを知り、思わず、「ウーム」とつぶやくのは私だけだろうか。私自身は、モーツアルトよりもバッハやベートーベンの音楽の方が実は心癒されるのだが（オスカー・ピーターソンのジャズピアノやジルベルトのボサノバも！）……。

第11節　胎盤——母親と胎児をつなぐ生命維持装置——

　上に述べた胎児の成長は、胎児の生命維持装置そのものである胎盤の助けなくしては成しえない。この胎盤とはいったい、どのようなものだろう。以下にそれについて述べる。
　胎児は母親との間で胎盤を介して様々な物質交換を行なう。胎児は、母親と胎児をつなぐ唯一の構造であるへその緒（臍帯）という交通路を通してのみ、その生命を維持することができる。
　臍帯は直径1～2cm、長さ30～90cm（平均55cm）ほどのゼラチン様の構造物である。そのため、臍帯の内部にある粘液様の基質はワルトンのゼリーとも表現される。臍帯には1本の臍静脈（酸素に富んだ動脈血が流れる）と、その周囲を2本の臍動脈（酸素の少ない血液が流れる）がラセン状に巻き付いている。酸素に富んだ血液が臍静脈を通って胎児の中に入り、胎児の身体の中を循環する（胎児循環）。そして動脈血と静脈血が一部交じり合った酸素の少ない血液が臍動脈を通って胎盤に戻ってくる。臍帯が長すぎたり、下垂している場合には注意が必要である。臍帯が母親の骨盤によって圧迫されて血液の流れが悪くなり、そのため胎児が低酸素も

しくは無酸素の状態になってしまうからである。この状態が5分以上続くと、胎児の脳が障害を受け、胎児死亡や将来、精神発達遅滞の原因となることがある。

　胎盤はほぼ円形をしており、臨月間近では直径15〜20cm、厚さ1.5〜3cm、その重さは約400gほどである。この小さな構造物が、呼吸性ガス交換の機能を持った「肺」として、また、アミノ酸や脂肪酸や糖やミネラルやビタミンなどの栄養物を供給する「腸」として、また、胎児の代謝産物を排泄する「腎臓」として、そしてまた、妊娠を維持するために必要なホルモンを分泌する「内分泌腺」として働くのである。胎盤は、しかし当然のことながら、出産とともに剥がれ落ち、その役目を果たし終える。たった10ヶ月弱の期間だけ目覚しい働きを見せて、そして役目を終えて消

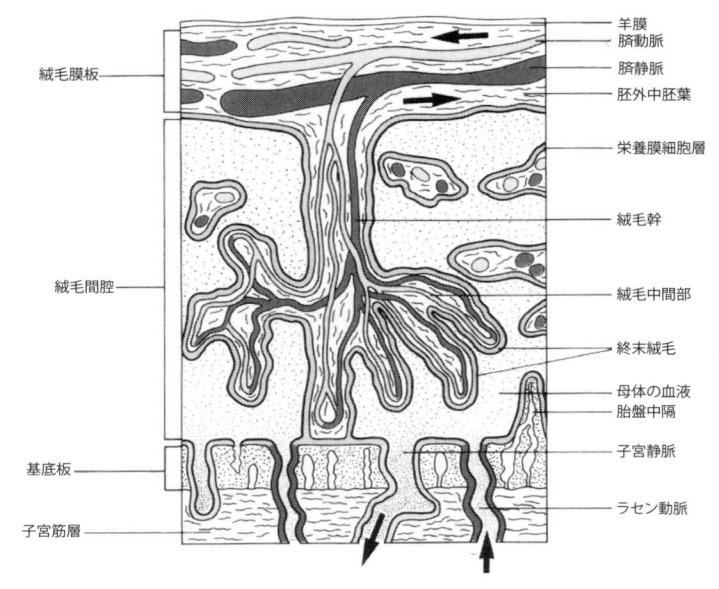

図17　胎盤における母体と胎児との血液交換の模式図
　　（平野・絹谷・牛木（訳）（1999）『フィッツジェラルド人体発生学』より転載）

失していく、妊娠のためだけに活躍する非常に特異な臓器なのである。

　図17は、胎盤の一部の模式図である。この図からもわかるように、母体と胎児の間の直接的な血液交換は決してない。しばしば何かの折に、「血のつながった親子だから……」という表現がなされるので、かなり多くの人たちは母親の血管と胎児の血管がつながっている、と誤解しているようである。しかしもし、血液型の異なる母親の血液と胎児の血液が交じり合うようなことがあれば、その瞬間に拒絶反応が起こり、その結果、母親も胎児も決して生きていくことはできない。胎盤は、母親の血液と胎児の血液が交じり合うことなく、先に述べた様々な機能を果たす特殊な臓器なのである。

　先に述べたように、胚盤胞が子宮壁に着床すると、胚盤胞にある栄養膜（芽）細胞が子宮内膜に入り込み、海綿状の構造を成しながら広がっていく。約200本の絨毛樹と呼ばれる幹が、胎盤内部にある空洞（絨毛間腔）の中に突き出し、その先端が木の根のように無数に枝分かれした絨毛中間部とブドウの房のような絨毛終末と呼ばれる構造を形成する。図のように、絨毛樹の一部は母体側の基底板につなぎとめられている。この絨毛樹の中には、臍帯からやってきた臍動脈と臍静脈からなる毛細血管の血液が流れている。

　一方、母体側の胎盤の表層は基底板を構成しており、そこを貫くように、母親側の約200本のらせん動脈が直接、胎盤内部にある空洞（絨毛間腔）の中に開口している。すなわち、1分間に約500リットルの母親の動脈血が絨毛間腔の中に噴出し、あたかも吹き上げるように注ぎ込まれる。この吹き上げは、その勢いから「ジェット流」と呼ばれる。絨毛間腔の中に噴出した母親の動脈血は胎児側の絨毛膜板まで届き、絨毛の表層にある膜（栄養膜海綿層）でろ過され、その後、ゆっくりと静脈出口に戻っていく。この還流は、子宮の緩やかでリズミカルな収縮運動の助けによる。

　このように、母体側の血液と胎児側の血液は決して交じり合うことなく、

絨毛の膜を介して、物質の交換が行なわれるのである。この物質交換の仕方は、物質の種類や分子の大きさなどによって様々な方法がとられている。ひとつは単純な浸透圧方式であり、酸素や二酸化炭素の交換はこの方法でなされる。また、臓器を栄養するのに必要な分子は、能動輸送が行なわれ、あたかも胎児側にあるポンプがそれらを吸引するがのごとくの方法でそれらを取り込む。また、母親の持つ抗体は、胎児側にあるレセプターを介して、あたかも飲み込まれるがごとくに（飲み込み作用）胎児側に取り込まれる。同時に、胎盤には胎盤関門というバリアーがあり、胎児にとって有害な物質は通過させないメカニズムを備えている。しかしながら、ある種の物質やウィルスなど、すべての有害物質をこの関門でブロックすることはできない。不幸にも、これらの有害物質が胎盤を通過して胎児に取り込まれ、その結果、後に述べるような様々な奇形や発達障害を生み出す原因となる。

第12節　羊水と羊膜

　初期の胎児（胚子）は、羊膜に包まれた嚢の中を満たしている羊水の中で、臍帯で吊るされたような状態で浮かんでいる。この羊水の一部は羊膜細胞から産出されるが、本来は母体の血液に由来するものであり、その組成は薄めた尿に近いものである。妊娠初期の羊水は、振動を吸収して胚子を保護するクッションの役目、胚子が直接、羊膜に癒着することを防ぐ役目、また、胚子の運動をある程度可能にする役目、などを持っている。

　妊娠第10週では約30mlしかなかった羊水は、妊娠第20週では約350ml、第37週では約800mlから1,000ml近くまで増加していく。羊水中の水分は3時間ごとに替わるといわれており、胎盤でのこの水分交換の莫大な量に驚かされる。妊娠第5ヶ月の初めごろから胎児は羊水を飲み込むといわれている。1日に全羊水量のおよそ半分を飲み込みその結果、胎

児の尿が羊水に加わることになる。胎盤が代謝老廃物の交換器として働いているので、尿といっても、この尿はほとんど水といってもよい。妊娠後期での羊水の主たる源は胎児の腎臓から産出される1日あたり約700ml、また胎児の呼吸様行動による肺から産出される1日あたり約350ml、が羊水の全量である。

　羊膜が早期に破裂したり、羊水が少なかったり（羊水過小症）、逆に羊水が多すぎたり（羊水過多症）することがある。前者では羊水量は400ml以下、後者では1,500～2,000mlである。いずれも先天異常の出現率増加と相関していることが知られている。羊水過小症は稀である。羊水過多症の35％は原因不明であるが、母親の糖尿病や胎児の中枢神経系の異常また消化器系の異常がその原因である場合があり、注意を要する。

　つい最近（2008年1月）、若者の中で非常に人気のある、ある有名な女性歌手がラジオのトーク番組の中で、自分のマネージャーが結婚したことに関連して「35歳を越えると羊水が腐っているんよ」と述べ、視聴者だけでなく多くの他の人たちからの批判を浴びて現在、謹慎している。冗談のつもりで言ったのだろうが、あまりにも軽率である。あまりにも若い年齢ならともかく、妊娠・出産は高齢よりも若い方がより安全であることは間違いないが、羊水が年齢とともに変質することなど決してない。

第13節　誕生、その瞬間

　出産（分娩という用語の方が正確である）とは、端的にいうと胎児、胎盤および胎膜が母親の産道から体外に排出される過程のことである。それに先立って陣痛が起こるが、これは子宮の連続的・不随意的な収縮であり、これによって子宮の出口にあたる子宮頸管の径が拡がり、胎児と胎盤が子宮から出やすくなる。

　陣痛は4期に分けられ、最初の第1期で胎児は子宮を出て行き、次の第

2期で膣（産道）を出る。第1期は、子宮の規則的収縮（かなりの痛みを伴う）とともに子宮頸管の径が次第に拡がり、完全に開口するまでの期間である。初産か経産婦かによって要する時間は異なるが、前者では平均12時間、後者では平均7時間といわれている。しかしかなりの個人差がある。陣痛を誘発する因子は正確にはまだわかっていないが、いくつかのホルモンがその開始を担っている。子宮を構成する平滑筋の収縮および蠕動運動は、母親の下垂体後葉から分泌されるオキシトシンというホルモンによって起こされる。このホルモンは必要に応じて、陣痛を誘発するために臨床場面で人為的に用いられることもある。このホルモンはまた、筋組織からプロスタグランジンの放出を促し、このホルモンによって子宮筋層の細胞のオキシトシンに対する感受性が高められ、子宮筋の収縮をより促進する。

　第2期は、胎児が子宮を出て膣を通って下降し、母親の体外に出るまでの期間である。平均時間は、初産婦で50分、経産婦で20分ぐらいである。これらの2つの期間は、母親にとっても非常に苦痛なものであるが（陣痛はラテン語で、苦労もしくは苦しみを意味する）、胎児にとっても乗り越えなければならない試練の期間でもある。安全な子宮の中から今までとはまったく異なる世界へ飛び出すのだから当然である。胎児はこの期間の過程の中で、羊水という「水中生活」から大気という「陸上生活」に移行するための準備をしなければならない。胎児は一時的にほとんど窒息状態に陥る。しかし、それをきっかけにノルアドレナリンが一気に分泌され、新しい陸上生活のために必要なすべての機能が働くためのスイッチが入る。特に、脳や肺またそれらに伴う循環器系が陸上生活向きに一気に変化するのである。すなわち、この一時的な窒息状態はひとつの通過儀礼であり、「生まれることの苦しみ」の中で「生まれることの喜び」がもたらされるのである。

　胎児が産道を通るとき骨盤腔はやや広がるが、骨盤腔が狭いと出産がう

まく行なわれない。骨盤腔は、横の長さがやや広い楕円形をしている。骨盤腔の前後径のうち、最短距離を結ぶ線を真結合線という。これは産科結合線ともいい臨床的に最も大事な線である。この真結合線の平均の長さは日本人女性で約11cmであり、これが9cm以下の場合は狭骨盤といい、分娩が困難になったり、帝王切開の必要性が生じる。たとえ正常な大きさであっても、胎児が骨盤腔を通過するのは容易ではない。ヒト以外の動物では難産はまったくないといってよい。ヒトが直立二足歩行をするようになったため、全身の体重が下半身にかかり、その結果、骨盤は頑丈になり、同時に産道も狭くなった。合わせて、人類の進化とともに、大脳が発達して頭が大きくなった。そのため、ヒトの胎児は狭い産道を大きな頭で無理に通り抜ける必要がある破目になった。これはヒトという種がかかえる大きな矛盾点でもある。そのため、ヒトの胎児は骨盤腔を通過するとき、頭の向きを90度回転させながら出てこなければならない（図18）。骨盤腔の入口では横を向いていた胎児は、骨盤腔の出口では下を向いて出てくる。故に、生まれ出てきた赤ちゃんは母親の目線と合わさることはない。母子という最も緊密な繋がりがあるにもかかわらず、胎児は生まれたとき母親の方を向いていないことに何か暗示的なものを感じるのは私だけだろうか。

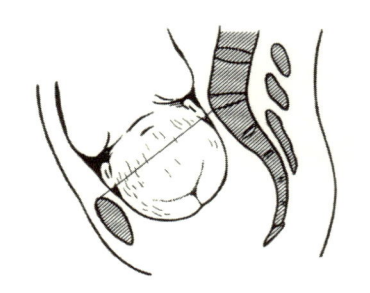

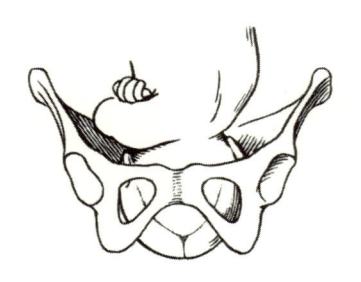

図18　出産時の骨盤と胎児の頭の関係
（寺田春水・藤田恒夫（1998）『骨学実習の手引き』より転載）

胎児は生まれた瞬間、すなわち、母親の産道から体外に排出された瞬間、新生児と呼ばれる。ここで初めて1人の人間がこの世界に1歩を踏み出したのである。たった長さ0.2mm、重さ0.004mgほどであった受精卵は身長50cm、体重3,000〜3,800gという驚くべき成長を遂げて、この世界にデビューしたのである。新生児が母親の体外に出ると一瞬の空白の時間の経過後、赤ちゃんは驚いたように（きっと本当に驚いているのだろうと思う）両腕を大きく広げ、強く息を吸い込む。産声はまだである。この最初の空気の吸い込みは最も大事な生理的現象である。これがうまくできないと、将来、取り返しのつかないことになってしまう可能性がある。胎児の時から呼吸運動まがいの準備運動はしているのだが、母親の体外に出たそのタイミングで息を吸い込むのが最も合理的である（中には産道の途中で息を吸い込む赤ちゃんもいれば、頭が出ただけで吸気運動を始める赤ちゃんもいる）。

先に述べたように、非常に狭い産道を通る時に胎児の身体は圧迫され、その結果、気道や肺に溜まっていた羊水が絞り出されて、肺を包んでいる胸は小さくなっている。生まれた瞬間、小さく縮んだ胸はその反動で大きく膨らみ、その結果、自分の力ではなく、他動的に空気が肺に入り込む。それを助けるかのごとく、寒冷・接触・CO_2の増加・O_2の減少などの様々な刺激が胎児の呼吸中枢を活性化する。入り込んだ空気は肺胞に達し、血液中の酸素濃度は一気に増え、肺の血管も拡張して血液循環が良くなり、一層、吸い込まれる空気の量は増える。そのように生まれて初めて吸った息を一気に吐くとき、最初の声が発せられる。「産声」である。最初の産声で肺胞はさらに拡張し、ますます呼吸が促進される。このとき発せられる最初の声、「オギャー」という産声を聞いて感動しない人はいないだろう。私の娘は小さな産院で生まれたが、彼女の産声をはっきり聞いた瞬間を今でも覚えている。「オギャー」は、何も赤ちゃんが泣いている声ではない（苦しいから母親の助けを求めて泣くのである、と述べていた発達心理学者が

いるが、それはまったく間違っている)。声帯をやや閉じて息を吐くときにでる声が産声である。だから実際は、まだ少し羊水が気道に残っているので、ややゴロゴロとした雑音が混じった「オギャー」である。生まれて間もない「オギャー」は呼吸運動そのものであるが、そのうちに、本格的に「オギャー、オギャー」と泣き叫ぶようになる。そのころの「オギャー」という泣き声は、たとえ我が子であっても少々うんざりするというのが本音だが、何か(多くの場合、ウンチなどの不快感や空腹)を訴える「呼び声」である。

第3章　遺伝とゲノム

第1節　遺伝子

　さて、このようにして、ひとりの生命体が誕生した。新しく生まれたこの生命体は、将来、母親似である、父親似である、いやどちらにも似ていないなど、様々な（善い、もしくは悪い）評価を受ける運命にあるが、実際のところ、母親と父親の遺伝子を半分ずつ受け継いではいるものの、その母親や父親とはまったく別の異なる生命体である、という認識は必要である。

　遺伝とは、端的にいえば、両親から子どもへと様々な特徴（遺伝形質）が受け継がれることをいう。このような遺伝形質を決めている因子を遺伝子という。150年ほど前までは、血液のような液体状のものが親から子どもへ伝わることによって、「ヒト」や「毛髪の色」という情報を伝えている、と考えられていた。しかし現在では、情報を伝えているもの（遺伝子）は、細胞の核の中にある染色体を構成するDNA（デオキシリボ核酸）という物質であるということがわかっている。

　DNAの正体は1953年にワトソンとクリックによる非常に短い、しかし最も有名な論文の中で明らかにされた。DNAは細長いひも状の物質で、二重らせん構造をしている（図19）。12本の互いに逆向きの、デオキシリボース（糖）とリン酸から構成された鎖があり、そのデオキシリボースから、アデニン（A）、チミン（T）、グアニン（G）、シトシン（C）という4種類の塩基が内側に突き出て、AとT、GとCの塩基が互いに鍵と錠前のように対になって、ラセン階段の横板を形成するように結合（水素結

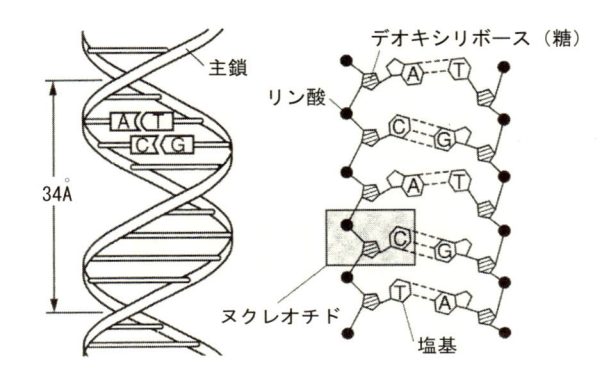

図19　DNAの二重らせん
（吉田邦久（2004）『好きになる人間生物学』より転載）

合）している。

　遺伝情報は、この4種類の物質の配列として記録されている。少し難しい話になるが、1）DNAの塩基配列がメッセンジャーRNA（mRNA）に写し取られ（転写）、2）その後、核内から細胞質側に出て、そこに存在する細胞内小器官であるリボゾームで、タンパク質を構成するアミノ酸配列に変えられる（翻訳）、そして3）DNAやRNAの4種類の塩基の3つずつが組になって、20種類のアミノ酸のうちのどれかを指定する暗号（遺伝番号、コドン）に変わる、ということが明らかになっている。アミノ酸配列が決定すると、それが自然に折りたたまれることによって、全体としてある特定の立体構造をとるようになり、その結果、特定の働きをするタンパク質として機能するようになる。

　不思議なことに、DNA配列すべてが遺伝子になることはない。図20で示されるように、ヒトのDNAの何と75％は遺伝子を形成せず（ジャンク遺伝子：ジャンク＝ガラクタの意味）、実際に必要な遺伝子はバラバラになって位置している。遺伝子の内部にもアミノ酸を指定しない配列部分（イントロン）がところどころに挿入されている。実際のアミノ酸の指

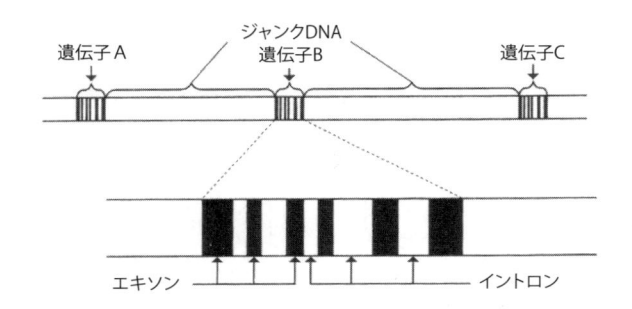

図20　ジャンクDNAとエキソン・イントロン
（吉田邦久（2004）『好きになる人間生物学』より転載）

定部分（エキソン）は全体の約 1.5％に過ぎないといわれている。

　ヒトの DNA は、22 種類の常染色体と 2 種類の性染色体の計 24 種類の染色体に配分されて存在する。染色体は、DNA のひもがタンパク質（ヒストン）によって包まれてまとめられたものである。最近しばしば、ゲノムという用語が様々な分野で使われるようになったが、ゲノムとはこの遺伝子（gene）と染色体（chromosome）を合体させた造語（Genome）であり、個々の生物のそれぞれの組織・器官をつくり、生命活動を維持させていくために必要なすべての遺伝情報を含む 24 種類の染色体全体を指す。受精卵の中には、父親と母親からもたらされた 2 種類のゲノム（$22 \times 2 = 44$ 本の常染色体と $1 \times 2 = 2$ 本の性染色体）が存在する。ちょうど、半分が父親から半分が母親からのものであるが、その構成は父親でもなく母親でもない、まったく異なる一個の生命体である。そしてすべてのことが、これらの遺伝情報をもとにして創造される。ヒトが生まれて、そしていつか死ぬまで、これらの遺伝子は働き続ける。

第2節　ヒトのゲノムの不思議　——不要なものが必要？——

　ヒトのゲノムは、約30億個の塩基が並んでおり、すべてをつなぐと1.8mぐらいの長さになる、といわれている。1990年にヒトゲノムの国際的解読プロジェクト計画が始まり、2003年4月にDNAの中に書き込まれているすべての塩基（A，T，G，C）の配列の解読完了が宣言され、その配列のすべてが公表された。日本のチームは担当した21番染色体の解読を行ない、その成果を2000年に発表した。

　驚くべきことに、予想に反してヒトの遺伝子の数は非常に少なかった。すでに解読が終わっていたショウジョウバエの遺伝子数が13,000個ぐらいであったことから、すべての動物の中で最も進化しているヒトでは、その何10倍もあるだろうと予想されたのは当然である。しかし、ヒトの遺伝子数はショウジョウバエの約3倍弱、すなわち31,000個程度しかなかったのである。さらに驚くことに、ヒトの遺伝子の中に、酵母菌や線虫やショウジョウバエの遺伝子と相同の（互いに塩基配列がかなり共通している）遺伝子が多く見つかったのである。すなわち、ヒトとこれらの（下等な）生き物の間には、遺伝子レベルでは思いのほか大した違いはなかったのである。

　先に記したように、ヒトの遺伝子をつくっているのはヒトゲノムの約25％であり、遺伝子部分のDNAの中でアミノ酸を指定する部分は全体の1.5％程にしか過ぎない。ヒトの遺伝子の特徴は、この不要と思われる部分が非常に多いことかもしれない。まだ事実は解明されていないが、この不要なものとされているものが実は必要であり、そのことが人間を人間たらしめているのかもしれない。「どう考えても、ヒトとショウジョウバエは、かなり違う生き物だもんね」と主張したくなるのは、ヒト特有の傲慢さかもしれないが……。

第4章　誕生の奥に潜むもの

第1節　外的環境

　「私、赤ちゃんができたらしいの……」と少し恥ずかしげに妊娠したことを告げる新妻をいとおしく思わない夫は（恐らくほとんど）いないだろう。ましてや、赤ちゃんの誕生は、その母親と父親を含むすべての親族の人たちだけでなく、周りにいる多くの人たちに喜びをもたらす。このように、赤ちゃんの誕生は、誰にとっても常に微笑をもって迎えられるべき喜ばしいことである、との認識が当たり前のように思われている。しかし、妊娠や出産が病気ではなく、健康な、生理学的過程のひとつであるということは自明のことではあるとしても、妊娠や出産は通常、医療現場で扱われる一種の医療行為であることは忘れてはならない。最近あまりにも、妊娠や出産が軽視されているような気がしてならない。驚くべきことに、一度も産婦人科で受診することなく、臨月になって急に、いわゆる「飛び込み」で産婦人科にやってきて出産する若者が増えている、と最近の新聞は伝えている。最近の発達した医療現場では、出産は安心してできるもの、言い換えれば、医療スタッフまかせ、機械まかせで、自分が生むのだという姿勢や責任感が希薄なような気がしてならない。

　不幸なことに、妊娠したことの喜びを一瞬のうちに吹き飛ばしてしまう流産や胎内死亡による死産も起こり得る。また、生まれてきた我が子が正常ではないすなわち、何らかの器質的異常を持っていることもあり得る。また、出生時には正常に見えても、のちに何らかの異常が現れてくることもある。後者の場合は、生まれてきた本人は当然のこと、その家族も生涯

を通して、苦難の道を歩まねばならない。
　母親の安全な子宮の中で成育してきた胎児が、何らかの原因で、その分化・発育が妨げられ、その結果、出生時に何らかの異常をもって生まれてくることを先天奇形、もしくは先天異常という。この先天異常もしくは先天奇形という用語は、過去においては一般に、「胎児毒性また催奇形性を含む胎児毒性」と総称されてきたが近年では、この概念を拡大することの必要性が叫ばれている。すなわち先天異常は、胎内死亡・発育遅延・形態的先天奇形だけではなく、生後の様々な行動や機能異常、知能および知覚障害、情動性の異常、不妊などの生殖障害また、生前に運命づけられた生化学的（代謝）異常、免疫力（感染抵抗性）の低下、腫瘍発生、老化の促進、短命など多くの発生異常を包含するとともに、社会性の低下も先天異常学の対象となる、と考えられている。
　我々の周りには我々を脅かすものが沢山ある。我々は自分の責任のもとで、ある場合にはそれらを享受し、また逆にそれらを避けながら生活することができる。しかし、ものの言えない乳幼児や、ましてや今から闇の谷を抜けて、この世界に足を踏み出そうとしている胎児はまったく無力である。私は以前（杉岡，1988）、共著者の一人として「胎児は訴える―行動異常をもたらすもの―」というタイトルの本（岩崎・島井，1988）を出版したことがある。今になって考えてみると、「胎児が訴える」ことなど、まったくできないのである。胎児を取り巻く外的環境（これは母体そのものである）が、胎児に危険を及ぼすぐらいの変化があったとしてもせいぜい、将来自分を育ててくれるであろう母親のおなかを蹴ることぐらいしかできないのである。
　私は機会あるごとに、「子育ては受精の瞬間から、いや受精のもっと前から始まる」、ということにしている。そして、もし妊娠したのなら、もし妊娠の可能性があるのなら、もし妊娠することを希望するのなら、以下のことに気をつけるように、と進言することにしている。1）アルコール

やタバコは絶対に摂取しないこと、コーヒーや紅茶またお茶はできるだけ控えること。これらの嗜好品の過剰摂取は、軽－中程度の中枢神経系の異常を子どもにもたらす危険性がある。2）残留農薬や不法農薬や殺虫剤、また禁止されている防腐剤からの危険性を回避するために、野菜などはよく洗ってから口にすること。3）ビタミン剤を含む、いわゆる健康サプリメントの摂取の際には、添付されている注意書きをよく読んでから服用すること。ある種のビタミン類の過剰摂取は重度の身体的また神経学的異常をもたらす可能性がある。4）病気にならないように気を付けるのはもちろん、医薬品を服用する際には、医師の指示を正しく守ること。妊娠中には絶対に服用してはいけない多くの医薬品がある。5）マグロなどの大型魚類、鯨などの海棲哺乳類には基準量を超えた環境汚染物質が含まれている可能性があり、必要以上に摂取しないこと。6）高圧送電線や超低周波を出す家電製品を甘くみないこと。これらから出る電磁波が小児白血病や小児脳腫瘍の発症を増加させるという調査結果が公表されており、胎児への危険性が皆無とはいえない。その他、熱すぎるお風呂や逆に冷たすぎる環境に長時間居ることを避けること、化粧品や毛染め剤に含まれている、ある種の物質も胎児に悪影響を及ぼす恐れがあるという認識をもつこと。このように、様々な有害環境物質、間違った使い方がされている薬剤、いくつかの嗜好品や麻薬などの濫用、異常ともいえる食生活の変容、このような私たちを脅かすものが日常生活に沢山ある。

　人生の最初の第一歩から様々なハンディキャップを背負って生まれ出てくる多くの子どもたちの中には、上に挙げたような避けうるべき種々の環境因子が原因となっている場合がある。このような環境因子の胎児への障害効果は、いわゆる外表奇形として現れるのはむしろ少なく、精神発達遅滞や行動異常のような、脳の機能的障害として現れることの方が多いといわれている。胎生期に何らかの原因によってもたらされる精神発達遅滞や行動異常をもたらす因子を、少し難しい用語であるが、「行動催奇形性因子」

表1 ヒトにおける様々な発達段階で見られる行動異常
(杉岡幸三 (2003)『胎児からのメッセージ』より転載)

Infancy	Preschool	Elementary School	High School	Adulthood
restlessness	into everything	short attention span	educationally retarded	easily distractible
irritability	short attention span	day dream (girls)	poor attention span	impulsive
irregularity	destructive	can't sit still (boys)	lack of motivation	short fuse
excessive crying	can't sit still	low frustration tolerance	unreliable	expressive
high fever	temper tantrums	overreacts	aggressive	sleep problems
poor eater	speech problems	learning problems	impulsive	mood swings
high activity level	sleep problems	doesn't complete tasks	overreacts	can't relax
	cruelty to animal	class clown	struggle with authority	stretches the truth
	impulsive	aggressive	delinquent activity (boys)	trouble with group
	trouble with groups	impulsive	promiscuity (girls)	alcohol abuse
	mood swings	poor peer relations	mood swings	overly dramatic
	fire setting		lies	poor self-image
	enuresis		accident prone	exposes self
			suicidal gesture	poor job performance
			poor self-image	frequent argument
			school drop out	frequent fights

という。表1は、観察される様々な行動・情動性の異常を年齢別に示したものである。英語で記載されているが、できれば自分で訳してほしい。落ち着きの無さ、多動性、注意欠陥、衝動性、気分変動、睡眠障害、自我の欠落、学業や社会生活での諸問題などが記載されている。本書は、心理学を学ぶ人たちを対象とした本であるので、この「行動催奇形性因子」について焦点をしぼって以下に述べる。

第2節　行動催奇形性をもたらす環境物質

　ヒトにおける奇形の主たる原因は、1）特定の遺伝子、2）特定の環境因子（母体自身の生理的環境要因も含む）、3）これら2つの要因の相互作用、に大別される。このうち、相互作用が原因となる奇形の発症が最も多く、全奇形のほぼ70％を占める。具体的には、蛋白質やビタミンAなどの栄養素の欠乏、逆にこれらの過剰摂取、下垂体・甲状腺・副腎などのホルモン系の異常、サリドマイド・向精神薬・抗てんかん剤・抗がん剤などの種々の薬剤の服用、アルコール・タバコ・カフェインなどの嗜好品の過剰摂取、鉛やメチル水銀などの一部の重金属の暴露、カドミウム・PCB・ダイオキシン・農薬・食品添加物などの種々の化合物、放射線・超低周波の電磁波・低酸素・高温もしくは低音などの物理的要因、また風疹ウィルスやトキソプラズマなどの母体の感染や糖尿病などの母体の疾患そのものも催奇形性要因として挙げられる。

　このような種々の要因によって胎生期死亡や流産また身体的奇形がもたらされるだけでなく、出生時には何ら異常がないように見えても、のちに精神発達遅滞や種々の行動異常が現れてくることがある。上に挙げた催奇形性要因のほとんどは、行動催奇形性をもたらす原因物質でもあるが、ここでは日常的環境の中で接する機会の多いアルコール、タバコ、金属に焦点をしぼって記載する。

1）アルコールの行動催奇形性

アルコール依存症の女性から、身体発育遅滞・顔面の小奇形（特徴的な顔貌）・精神発達遅滞の3つの主徴を伴った子どもが生まれることが1970年初頭に報告され、胎児性アルコール症候群（Fetal Alcohol Syndrome: FAS）と名づけられた。これらの子どもは、（1）出生時での身体発育障害が顕著であり、2,500g以下の低出生体重児が生まれる頻度が高く、生後も身体発育の遅延が著しい、（2）短い眼瞼裂・低く短い鼻稜・薄い上唇・不明瞭な人中などの顔面の小奇形を有する特異的な顔貌が観察される、（3）軽−中程度の知的障害を含む、中枢神経系の異常によってもたらされると考えられる、多くの行動催奇形性の特徴を示す。すなわち、新生児期および乳幼児期に観察される振戦様運動・刺激に対する過敏症・多動性・微細および粗大運動障害、さらに学童期に入ると、まるで教室の中を飛び回っているようだと形容されるぐらいの顕著な多動性を示すとともに、注意散漫や高い転導性が顕在化してくる。IQがほぼ正常範囲に入るFAS児においても、数唱問題や算数問題また一般的知識問題の低成績、落ち着きの無さや集中力の欠如が指摘されている。

アメリカの報告の中で、慢性アルコール依存症の女性が生んだ直後の新生児の吐く息が酒臭かった、との報告がある。これは冗談ではない事実である。母親がアルコールを飲んで顔を赤くしているとき、胎児の顔も同じように赤く、心臓もドキドキしている。それほど、アルコールは容易に胎盤を通過するのである。

2）タバコの行動催奇形性

たとえ愛煙家であっても、「喫煙が健康を損なう」という警告には異論を唱えないであろう。ましてや胎児に及ぼす悪影響は、容易に想像できる。喫煙と肺ガン発症との因果関係についての裁判が行なわれているアメリカでさえ、妊婦のおよそ20〜25%が喫煙を続けているという調査結果がある。1970年代から1980年代にかけて、イギリス、カナダ、アメリカ

で行なわれた調査は、妊婦の喫煙が周産期死亡率や自然流産率を増加させ、低出生体重児が生まれる頻度が高く、また生後に行なわれたいくつかの発達テストにおいて精神的・運動的得点が低い、と報告している。また喫煙妊婦から生まれた子どもの追跡調査による研究は、注意欠陥多動性障害（AD/HD）や行為障害などの問題行動の発症と妊婦の喫煙がリンクしていると報告している。

　カナダでの長期的追跡調査では、喫煙妊婦から生まれた子どもは学齢期前だけでなく12歳前後まで言語能力が劣ること、一般的認知得点が低いこと、聴覚性情報処理能力の遅延また多動性を示すことが報告されている。ただこの結果は、妊娠中の喫煙そのものによる影響だけではなく、生後の環境すなわち生後も母親の喫煙にさらされていた（受動喫煙）、という2次的要因も影響している可能性も否定できないとの指摘もある。

3）金属の行動催奇形性

　金属は、生命維持のために必要な必須金属とそうではない非必須金属に分けられる。必須金属であっても、それらの欠乏や過剰摂取も当然、様々な障害を生み出す。非必須金属の中には、非常に強い毒性を有するものがあり、その代表としてメチル水銀および鉛が挙げられる。これらの有毒金属が妊娠中の母体に取り込まれると、低用量であっても次世代の子どもに様々な発達障害や神経発生毒性およびそれに伴う神経行動異常（注意・学習および記憶・社会的行動・IQなどの障害を含む様々な問題）がもたらされる。以下にメチル水銀に焦点をしぼって記載する。

　日本人ならば誰でも水俣病のことを覚えているはずである。これはチッソ工場から垂れ流されたメチル水銀に汚染された魚介類を摂取したことによる水銀中毒である。この中毒の恐ろしさは、水銀に直接汚染された本人だけでなく、ほとんど症状を示さなかった妊婦から生まれた子どもが、出生時には一見異常が観察されないにもかかわらず、のちに種々の広範な重度の身体的・精神的発達遅滞、すなわち胎児性水俣病をもたらしたことで

ある。母体に取り込まれた水銀量がきわめて高い場合には、不妊や死産・流産が生じるが、妊娠の継続が可能な程度の低用量の水銀量の場合には胎児性水俣病のような次世代への影響が現れる。さらに、母体がまったく健康であっても非特異的な精神発達遅滞、軽度の多動や注意欠陥また学習障害などのいわゆる「問題行動」が将来、現れる可能性も指摘されている。さらには医学的治療の対象とならないまでも、軽度の多動や注意欠陥また学習障害などのいわゆる「問題行動」が将来、現れてくる可能性も否定できない。これに関係して、原因が不特定な精神発達遅滞児の、残っていた臍の緒のメチル水銀値が健常児よりも高い、という報告もある。

同様な広範なメチル水銀中毒は1970年代のイラクでも発生し、妊娠中に汚染された母親の毛髪水銀濃度と生まれてきた子どもの歩行・言語機能の発達遅滞および中枢神経系機能異常との間に、量依存的相関関係があることが観察されている。また、大型魚類や海棲哺乳類などの魚介類にも、自然由来のメチル水銀汚染があることが知られており、魚を多食する北海のフェロー諸島やインド洋のセイシェル諸島の調査では、妊娠中の母親の毛髪水銀濃度と出生児の神経心理学テストの成績との間に負の相関が認められるという報告があり、妊婦の魚摂取が胎児の身体的・神経学的成長に及ぼす脅威について、早急に調査することの必要性が叫ばれている。妊婦の毛髪水銀濃度が10ppm前後でも、出生児に悪影響を及ぼす危険性が指摘されており、アメリカでは1998年に安全規定値を1ppmとしたが、日本では50ppmであり、現在その改定が望まれている。

メチル水銀以外にも、鉛を代表とする強い毒性を有する多くの非必須金属があり、発達過程にある小児に及ぼすこれらの神経行動毒性について、アメリカ環境保護局（EPA）は厳重な警戒を呼びかけている。また最近、世界中で問題になっている内分泌攪乱物質いわゆる環境ホルモン（PCB、ビスフェノールA、ダイオキシンなど）は、内分泌系や生殖器系に対する影響だけでなく、妊婦への急性また、慢性的暴露による出生児の身体的発

達また、行動発達や学習・記憶などの認知機能に及ぼす影響の存在が報告されつつある。

　この最終章では、我々の日常場面に存在するいくつかの環境物質や環境因子に、胎生期にさらされることが、胎児や生後の子どもの身体的また、行動学的・神経学的発達に悪影響を及ぼすということについて紹介した。先に記したように、先天異常もしくは先天奇形という用語は、過去においては一般に、催奇形性を含む胎児毒性と総称されてきたが、近年では、この概念を拡大する必要性が叫ばれている。すなわち先天異常は、形態的先天奇形だけではなく、生後の様々な行動や機能異常、知能および知覚障害、情動性の異常、不妊などの生殖障害、生化学的（代謝）異常、免疫力（感染抵抗性）の低下、腫瘍発生、老化の促進、短命など、多くの発生異常を包含するとともに、社会性の低下も先天異常学の対象となる、と考えられている。このように考えると、本書で示した「生まれる」ということのメカニズムについて正しい知識を得ることは、発生学、産科学、先天異常学、小児科学、小児神経科学などの医学関係だけでなく、心理学（特に発達心理学）、行動科学、神経行動科学を学ぶ者にとっても無縁のものではない。特に子どもの行動異常の研究は、これらの基礎医学や薬学そして様々な分野の心理学も一体となって取り組むべき大きな社会的責任を伴う学問であるともいえる。今後、心理学を研究する人たちが、この分野に興味を持って進まれんことを強く望んで本書のあとがきに代える。

参考文献

フィッツジェラルド人体発生学　平野茂樹・絹谷政江・牛木辰男（訳）　1999　西村書店

解剖学アトラス（第3版）　越智淳三（訳）　1992　文光堂

発達健康心理学　萱村俊哉（編著）　2002　ナカニシヤ出版

ムーア人体発生学　山村英樹・瀬口春道（訳）　2001　医歯薬出版

驚異の小宇宙・人体　1生命誕生　NHK取材班　1989　NHKサイエンススペシャル

胎児に音楽は聴こえるか―生命誕生の化学と神秘―　大島　清　1998　PHP研究所

ラングマン人体発生学　安田峯生・沢野十蔵（訳）　1996　メディカルサイエンスインターナショナル

行動異常のメカニズムを探る　杉岡幸三　胎児は訴える―行動異常をもたらすもの―　1988　岩崎庸男・島井哲志（編）　福村出版　Pp. 187-223.

胎児からのメッセージ―神経行動奇形学からのアプローチ―　杉岡幸三　2003　行動科学, 42, 11-24.（Sugioka, K. 2003 Message from the Human Fatus – Approach from a Viewpoint of Neurobehavioral Teratology –. *Behavioral Sciences*, 42, 11-24.）

骨学実習の手引き　寺田春水・藤田恒夫　1998　南山堂

好きになる人間生物学　吉田邦久　2004　講談社

【著者略歴】

杉岡　幸三　すぎおか こうぞう

1972 年　関西学院大学文学部心理学科卒業
1977 年　同大学大学院博士課程修了
　　　　 島根医科大学解剖学講座助手
1983 年　神戸大学医学部第 1 解剖学講座助手
1995 年　神戸大学医学部第 1 解剖学講座講師
2001 年　神戸大学大学院医学系研究科脳科学講座神経発生学部門講師
2007 年　姫路獨協大学薬学部医療薬学科機能形態学講座教授（現職）
　　　　 神戸大学医学部客員教授（併任）

行動科学ブックレット5
生まれる　発生生物学から見る胎児の世界

2008年4月15日　第1版 第1刷

編　者　日本行動科学学会
著　者　杉岡幸三
発行者　吉田三郎
発行所　(有)二瓶社
　　　　〒558-0023　大阪市住吉区山之内 2-7-1
　　　　TEL 06-6693-4177　FAX 06-6693-4176
印刷所　亜細亜印刷株式会社

ISBN 978-4-86108-049-4　C3011